便秘
中医食养方

主　编　柴瑞震

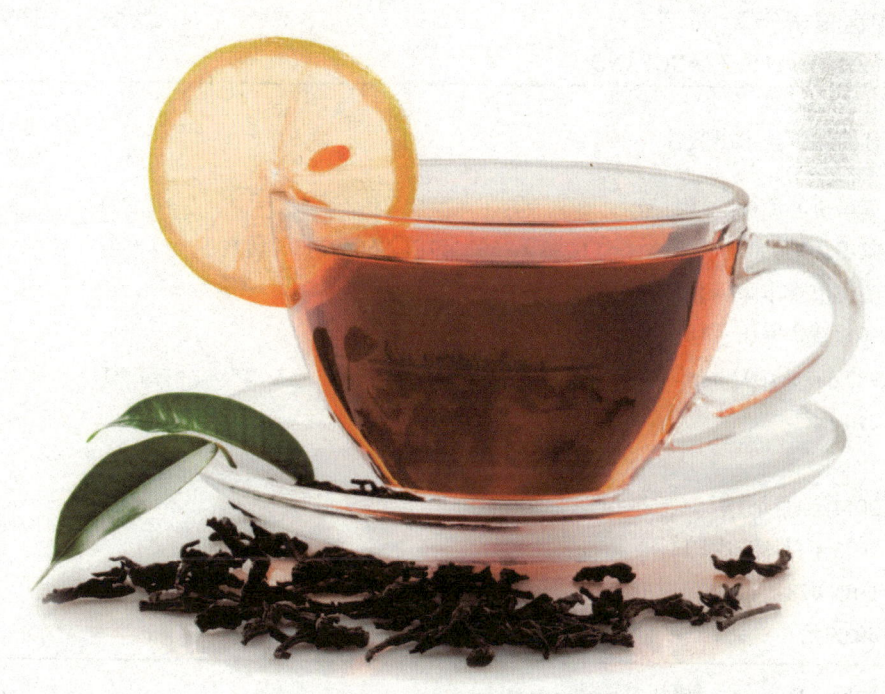

江西科学技术出版社

图书在版编目（CIP）数据

便秘中医食养方 / 柴瑞震主编. -- 南昌：江西科学技术出版社，2014.4（2025.1重印）

ISBN 978-7-5390-4970-0

Ⅰ.①便… Ⅱ.①柴… Ⅲ.①便秘—食物疗法 Ⅳ.①R247.1

中国版本图书馆CIP数据核字（2014）第026869号

便秘中医食养方
BIANMI ZHONGYI SHIYANGFANG

柴瑞震　主编

出版发行	江西科学技术出版社
社址	南昌市蓼洲街2号附1号
	邮编：330009　电话：（0791）86623491　86639342（传真）
印刷	三河市泰丰印刷装订有限公司
经销	各地新华书店
开本	787 mm × 1092 mm　1/16
字数	210千字
印张	12
版次	2014年4月第1版
印次	2025年1月第2次印刷
书号	ISBN 978-7-5390-4970-0
定价	49.00元

国际互联网（Internet）地址：http://www.jxkjcbs.com
选题序号：KX2014010　　　　　赣版权登字：-03-2014-22
责任编辑：宋　涛　万圣丹　　　装帧设计：春浅浅

版权所有　侵权必究

（赣科版图书凡属印装错误，可向承印厂调换）

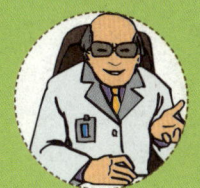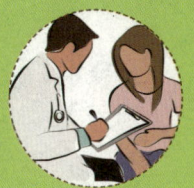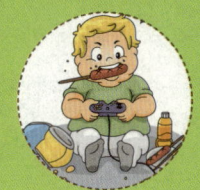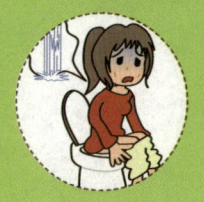

目录

Part 1 便秘的13种中医分型及对症食疗

- 008 **肺热炽盛，大肠燥结**
- 008 症状剖析
- 008 发病原因
- 008 治疗原则
- 008 宜吃食物
- 008 忌吃食物
- 009 对症食疗——香蕉豆浆
- 009 对症食疗——苦瓜炒马蹄

- 010 **肺阴不足，大肠津枯**
- 010 症状剖析
- 010 发病原因
- 010 治疗原则
- 010 宜吃食物
- 010 忌吃食物
- 011 对症食疗——菠菜银耳煎
- 011 对症食疗——鲜橙醉雪梨

- 012 **肺气上逆，大肠气滞**
- 012 症状剖析
- 012 发病原因
- 012 治疗原则
- 012 宜吃食物
- 012 忌吃食物
- 013 对症食疗——口蘑扒油菜
- 013 对症食疗——美味杏脯

- 014 **肝气郁结，大肠气滞**
- 014 症状剖析
- 014 发病原因
- 014 治疗原则
- 014 宜吃食物
- 014 忌吃食物
- 015 对症食疗——金菊玫瑰花茶
- 015 对症食疗——山楂木耳菜粥

- 016 **肝血不足，大肠失润**
- 016 症状剖析
- 016 发病原因
- 016 治疗原则
- 016 宜吃食物

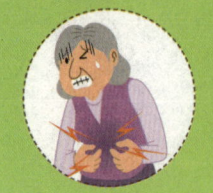 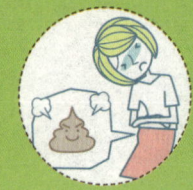 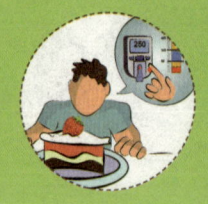 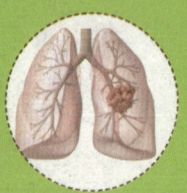

016	忌吃食物	022	忌吃食物
017	对症食疗——奶白菜炒山木耳	023	对症食疗——双色蛤蜊
017	对症食疗——松仁豆芽	023	对症食疗——芦笋炒百合

018　肝火炽热，大肠受灼

018	症状剖析		
018	发病原因		
018	治疗原则		
018	宜吃食物		
018	忌吃食物		
019	对症食疗——莲藕菱角排骨汤		
019	对症食疗——蜂蜜西柚汁		

024　肾阳虚衰，大肠寒凝

024	症状剖析
024	发病原因
024	治疗原则
024	宜吃食物
024	忌吃食物
025	对症食疗——黄花菜海参鸡汤
025	对症食疗——燕麦桃仁梨子羹

020　肝经受寒，大肠失司

020	症状剖析
020	发病原因
020	治疗原则
020	宜吃食物
020	忌吃食物
021	对症食疗——羊骨双萝汤
021	对症食疗——红枣小麦桂圆羹

026　脾胃积热，大肠燥结

026	症状剖析
026	发病原因
026	治疗原则
026	宜吃食物
026	忌吃食物
027	对症食疗——小白菜烩豆腐
027	对症食疗——肉末炒包菜

022　肾阴亏损，大肠失润

022	症状剖析
022	发病原因
022	治疗原则
022	宜吃食物

028　脾胃不和，大肠失运

028	症状剖析
028	发病原因
028	治疗原则
028	宜吃食物

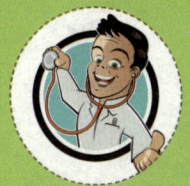 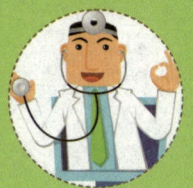 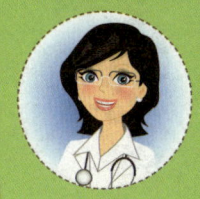 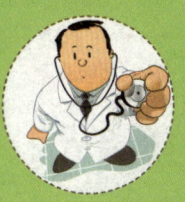

028	忌吃食物		
029	对症食疗——金针菇金枪鱼汤	032	**中气下陷，大肠气滞**
029	对症食疗——西红柿豆腐汤	032	症状剖析
		032	发病原因
030	**脾胃湿阻，大肠不通**	032	治疗原则
030	症状剖析	032	宜吃食物
030	发病原因	032	忌吃食物
030	治疗原则	033	对症食疗——枸杞南瓜羹
030	宜吃食物	033	对症食疗——豆角炒茄丁
030	忌吃食物	034	对症食疗——蒸苹果
031	对症食疗——薏米白果粥	034	对症食疗——桂圆山药红枣汤
031	对症食疗——山药芝麻羹		

Part 2 可改善便秘症状的食材、中药材

036	**通便食材**	048	红豆	064	苋菜
036	糙米	050	绿豆	066	芥蓝
038	燕麦	052	黑豆	068	竹笋
040	荞麦	054	芝麻	070	芦笋
042	粳米	056	豆腐	072	韭菜
044	小米	058	油菜	074	洋葱
046	黄豆	060	小白菜	076	西红柿
		062	空心菜		

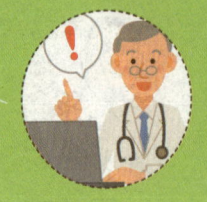
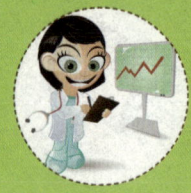
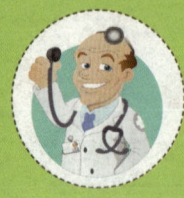
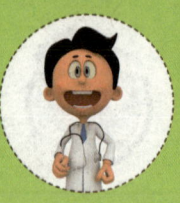

078	青椒	130	葵瓜子	167	白术
080	蒜薹	132	松子仁	168	枸杞
082	豌豆	134	猪肉	169	芍药
084	黄瓜	136	猪肠	170	玉竹
086	胡萝卜	138	猪血	171	石斛
088	南瓜	140	鸭肉	172	党参
090	红薯	142	鳕鱼	173	北沙参
092	茄子	144	海参	174	杜仲
094	土豆	146	紫菜	175	麦冬
096	芋头	148	海带	176	天冬
098	魔芋	150	蜂蜜	177	枳实
100	黑木耳	152	酸奶	178	桃仁
102	香菇	154	牛奶	179	厚朴
104	苹果			180	知母
106	梨	156	**通便药材**	181	罗汉果
108	桑葚	156	大黄	182	莱菔子
110	香蕉	157	火麻仁	183	紫苏子
112	马蹄	158	郁李仁	184	肉苁蓉
114	桃子	159	菟丝子	185	补骨脂
116	柚子	160	牵牛子	186	锁阳
118	菠萝	161	甘遂	187	益智仁
120	杨梅	162	番泻叶	188	当归
122	哈密瓜	163	香附	189	熟地黄
124	火龙果	164	柴胡	190	生地
126	猕猴桃	165	陈皮	191	百合
128	核桃仁	166	黄芪	192	何首乌

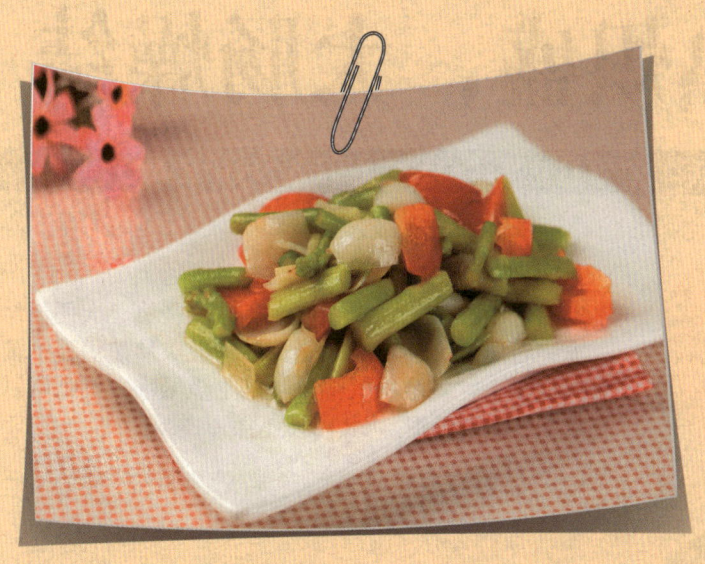

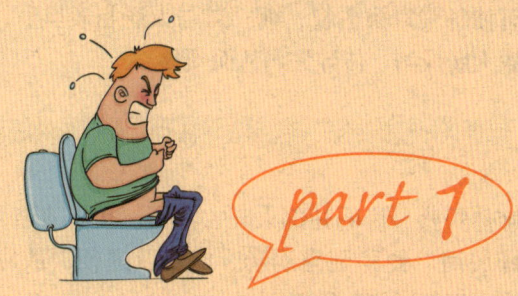

part 1

便秘的13种中医分型及对症食疗

中医学认为,便秘主要是由于大肠的传送功能失调,治疗便秘的根本在于改善或恢复大肠的传导功能。同时,中医学也认为便秘的形成与肺、脾、胃、肾的关系密切。

辨证论治是中医学临床诊断治疗疾病的思维方法和过程,通过"望、闻、问、切"四诊收集患者的病史、症状等临床资料,根据中医学理论进行综合分析,分辨出证候,并拟定治疗方法。这里我们将便秘进行分型论治,共归纳为"肺热炽盛,大肠燥结""肺阴不足,大肠津枯""肺气上逆,大肠气滞""肝气郁结,大肠气滞""肝血不足,大肠失润""肝火炽热,大肠受灼""肝经受寒,大肠失司""肾阴亏损,大肠失润""肾阳虚衰,大肠寒凝""脾胃积热,大肠燥结""脾胃不和,大肠失运""脾胃湿阻,大肠不通"和"中气下陷,大肠气滞"十三种证型,下面分别为大家介绍。

便秘中医食养方

肺热炽盛，大肠燥结

FEI RE CHI SHENG DA CHANG ZAO JIE

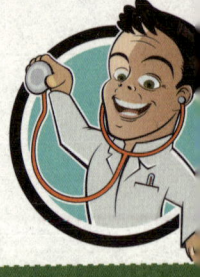

症状剖析

发热，面红口干，咳嗽气喘，咽喉肿痛，大便干结，小便短赤，舌质红、苔黄或黄燥，脉滑数。肺热炽盛，清肃失司，气逆于上，则咳喘气喘；热邪上熏咽喉，则咽喉肿痛；里热蒸腾，津液受损，则口渴、便秘、尿赤。

发病原因

外邪或内伤传变造成热邪炽盛，或痰热、瘀热郁闭于肺，皆可使肺气宣肃去权，而"肺与大肠相表里"，肺热壅塞则导致大肠燥结，传导失司从而便秘。

治疗原则

肺热炽盛，说明肺部火旺、热盛，宜清肺热、泻火热，而肠燥失润、便秘则当润肠、滑肠及通便，故应遵循"清热泻火，润肠通便"的原则。

宜吃食物

肺热炽盛、大肠燥结的便秘患者宜多吃有利于清肠胃的食物，凉能清热，润能通肠，热清肠润则大便通畅。可多吃蔬菜水果，如香蕉、苹果、梨、火龙果、猕猴桃、山竹、黄瓜、苦瓜、萝卜、莴笋等。

忌吃食物

肺热炽盛、大肠燥结的便秘患者忌食辛辣刺激、辛温燥热、厚味的食物。因为这些食物多会"助火邪、耗真阴"，使津液亏少，大便燥结。如羊肉、鸡肉、狗肉、辣椒、胡椒、咖哩、白酒、鲢鱼等。

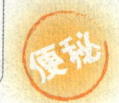

便秘的13种中医分型及对症食疗

对症食疗

香蕉豆浆

原料 黄豆50克，香蕉1根

调料 白糖适量

做法

① 黄豆加水浸泡至变软，洗净；香蕉去皮，切成小块。

② 将黄豆、香蕉块倒入豆浆机中，加水搅打，打散成液体后煮熟，即成香蕉豆浆。

③ 最后向豆浆中加入白糖拌匀即可。

功效 黄豆含有纤维素，能清除肠道内的有害物质，润肠通便；香蕉也含丰富的纤维素。二者同食能润肠通便、生津止渴，适合便秘、口干舌燥等患者食用。

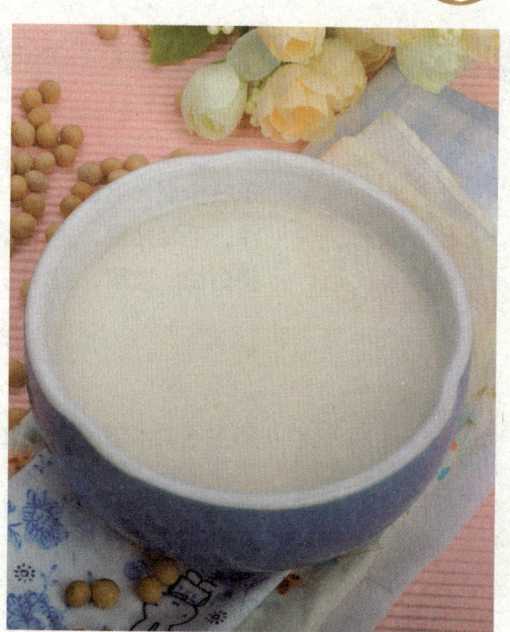

对症食疗

苦瓜炒马蹄

原料 苦瓜120克，马蹄肉100克，蒜末、葱花各少许

调料 盐、白糖、鸡粉、水淀粉各适量

做法

① 马蹄肉洗净，切薄片；苦瓜洗净，去籽，去瓜瓤，切片，用盐腌渍10分钟，入沸水中焯水后捞出。

② 另起油锅，放蒜末爆香，放马蹄片翻炒，倒入苦瓜片快炒。

③ 加盐、鸡粉，撒上少许白糖炒匀，水淀粉勾芡，撒上葱花即可。

功效 马蹄含粗纤维，能润滑肠道，促进通便；苦瓜富含膳食纤维，能通便。二者搭配能润肠通便、生津止渴，适合便秘、口干舌燥、高血压等患者食用。

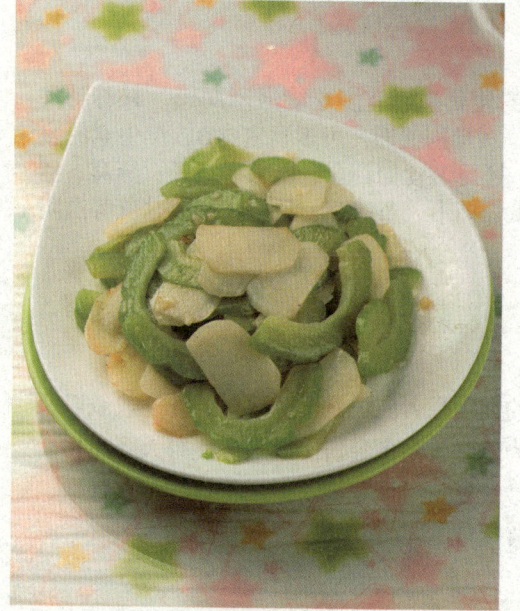

便秘中医食养方

肺阴不足，大肠津枯

FEI YIN BU ZU DA CHANG JIN KU

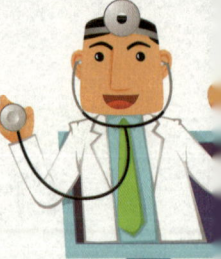

症状剖析　干咳少痰，呕血吐痰，口干咽燥，骨蒸烦热，口渴思饮，皮肤不泽，毛发枯槁，手足心热，肾虚精竭，体弱形羸，颊红面白，小便白浊，遗精，盗汗，饮食难进，大便秘结。

发病原因　肺主通调水道，为水之上源，肺气肃降，津液下输前后二阴，则二便通畅。因肺阴不足，肠枯便秘，临床上因久咳耗气伤肺阴，或是脾虚不能为胃为其津液而上输入肺，肺不布津；或热病后期，或产后耗伤肾精，肺肾阴虚等。兼见大便秘结，行便困难。

治疗原则　肺阴不足多因阴液亏损，肺失滋养，阳失潜藏，虚火内生，或痨虫消蚀营血，出现阴虚火旺、肺津不足，故应"滋阴润肺"，又因肠枯津竭、便秘，故应"润燥通便"。

宜吃食物　肺阴不足、大肠津枯的便秘患者宜多吃能滋阴润燥、补养肺气的食物，滋阴则生津，润燥则便通。可多食富含B族维生素的食物，如香蕉、菠菜等；还可多食如百合、白果、银耳、燕窝、猪肺、老鸭、豆腐、丝瓜、萝卜、鱼腥草、枇杷、梨、甘蔗等滋阴润燥的食物。

忌吃食物　肺阴不足、大肠津枯的便秘患者应忌食辛辣温燥、性涩收敛以及爆炒煎炸的食物。因为这些食物多会伤阴助火，使得大肠津枯。如炒花生、炒蚕豆、炒黄豆、炒米花糖、爆米花、炸鸡、辣椒、胡椒、咖喱、茴香、孜然等。

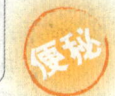

便秘的13种中医分型及对症食疗

对症食疗
菠菜银耳煎

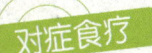

原料 菠菜150克，干银耳9克

调料 盐适量

做法

① 菠菜摘洗干净，切成细丝备用；银耳发泡，洗净备用。

② 将菠菜丝、银耳一同放入净锅内煎水，水沸后加入适量盐调味即可。

功效 菠菜、银耳都含有大量的植物纤维素，能促进肠道蠕动，通便。二者同食能润肠益肺、滋养肺阴，适合便秘、口渴干燥、贫血等患者食用。

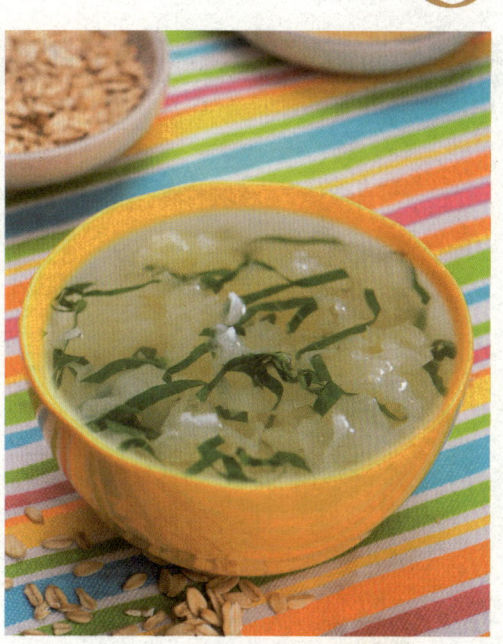

对症食疗
鲜橙醉雪梨

原料 雪梨400克，橙子500克

调料 白糖适量

做法

① 雪梨去皮，从中间切开，去核，切片，入开水中焯一下，用水冲凉，沥干水分，放入碗中。

② 橙子去皮，挤出汁，加入适量白糖拌匀，放入碗中备用。

③ 雪梨放入装有橙汁的碗中浸泡40分钟即可。

功效 雪梨含有木质素和纤维素成分，能刺激肠管，消除便秘。本品能润肺止咳、润肠通便，适合消化不良、便秘等患者。

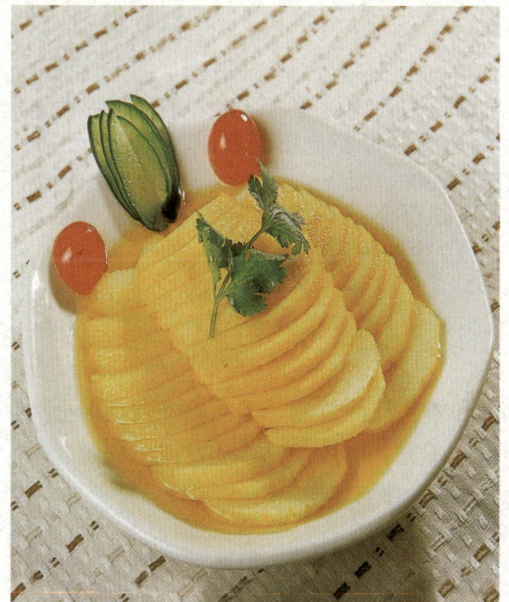

便秘中医食养方

肺气上逆，大肠气滞

FEI QI SHANG NI DA CHANG QI ZHI

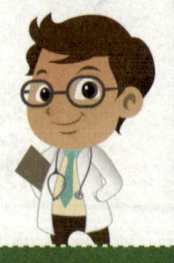

症状剖析　咳嗽有痰，气喘，胸闷气促。轻者仅见呼吸迫促，呼气吸气深长，一般尚能平卧；重者可见鼻翼煽动，张口抬肩，端坐呼吸，面唇发绀。除见呼吸道症状外，还有腹满胀痛、大便秘结等症状。

发病原因　肺气上逆，失于宣发，津液不得濡润大肠，大肠枯燥，传导不利，易肺气失于肃降，大肠传导受阻，从而大致大肠"气秘"。或失于调养，或久咳耗伤肺气，肺气不足，失于肃降，使大肠传导失职，而致大肠"虚秘"。

治疗原则　肺为娇脏，功能为肃清降气，其开窍于鼻，外合皮毛，司呼吸。若肺气上逆，则肺气不宣，从而引发咳嗽，故应"宣肺平喘"，又因大肠气滞、便秘，故应"降气通便"。

宜吃食物　宜多吃能止咳平喘、降气通便的食物，降气以止上逆，润肠则津生，动力足了，大便才能通畅。可多食用胡萝卜、山药、白萝卜、枇杷、柚子、甘蔗、猕猴桃、酸梅、芸豆、绿豆等具有清肺降气功效的食物；还可多食如百合、杏仁、核桃、豆腐、油菜、鲤鱼、马蹄等能止咳、平喘、生津的食物。

忌吃食物　忌食辛辣刺激、容易胀气和难消化的食物。因为这些食物多会引起肺气上逆，使得大便传导不利，形成便秘。如辣椒、胡椒、咖喱、茴香、孜然、土豆、洋葱、干豆类等。

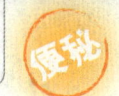

口蘑扒油菜

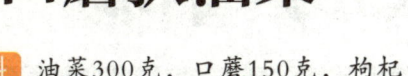

原料 油菜300克，口蘑150克，枸杞30克

调料 蚝油、盐、鸡精、高汤各适量

做法

①油菜洗净，对半剖开，焯水后沥干摆盘备用；口蘑洗净，沥干备用；枸杞洗净。

②锅注油烧热，下入口蘑翻炒。

③注入适量高汤煮开，加入枸杞，加蚝油、盐、鸡精调味，倒在油菜上即可。

功效 油菜中含有植物纤维素，能促进肠道蠕动，缩短粪便在肠腔停留的时间，从而治疗多种便秘。本品适合便秘、烦躁不安、体虚等患者。

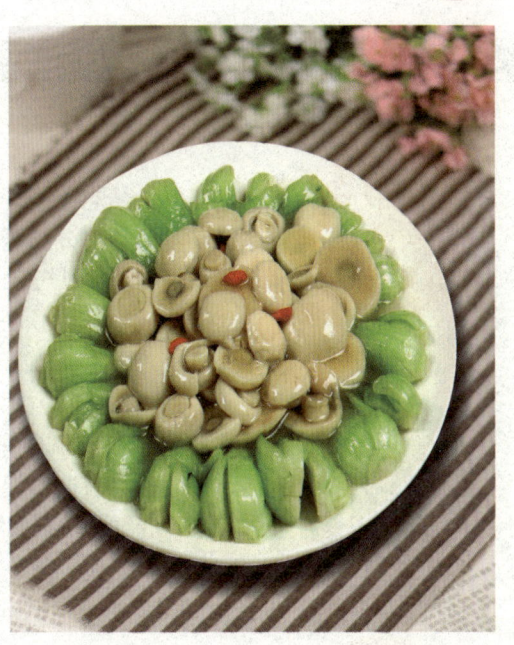

美味杏脯

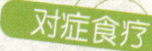

原料 鲜杏1000克

调料 白糖500克

做法

①鲜杏切成两半去核，晒干；白糖溶解在清水中，放杏干浸泡3小时后捞出。

②把糖水倒入热锅内，加入杏干，熬煮至沸，捞出沥干。

③将捞出的果干单层摊开置于烘箱内，烘制中保持60~70℃，恒温干燥约1小时左右，其间翻动1~2次即成。

功效 杏含有膳食纤维，能促进肠道蠕动，加快大便的排出。本品适合消化不良、便秘、肺热咳嗽等患者。

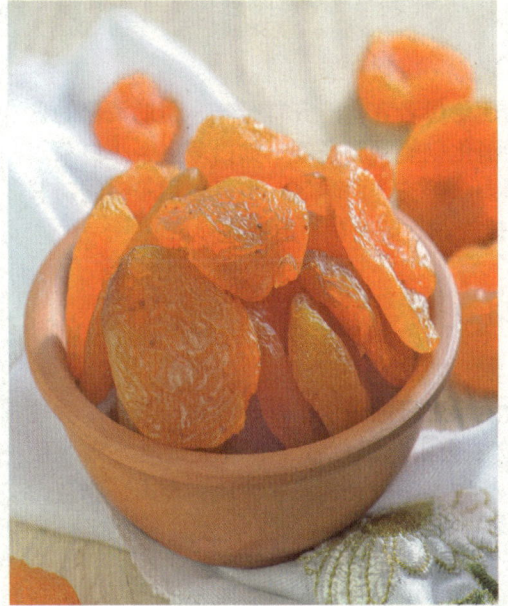

便秘中医食养方

肝气郁结，大肠气滞

GAN QI YU JIE DA CHANG QI ZHI

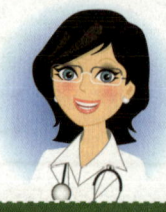

症状剖析　胁肋胀满，情志不畅，压抑，忧虑，腹胀嗳气，头痛，烦躁，情绪激动易怒，内分泌紊乱，心烦食少，大便秘结。女子可出现月经不调，如经期过短、月经量少、经间期出血等症状。

发病原因　肝主疏泄，具有调节全身气机、推动血和津液的正常运行的功能，肝的疏泄有助于促进脾胃的运化功能及大肠的传导功能，肝失疏泄，肝气郁结则大肠气滞，导致便秘。

治疗原则　肝藏血，而主疏泄散发，在情志主怒，在体主筋，在液为泪。如果发怒就会肝旺，如果忧虑就会肝郁，所以在治疗上应该服用一些解郁的药物，另外，还应心情保持愉快、舒畅。

宜吃食物　肝气郁结、大肠气滞的便秘患者宜食能开胃行气、帮助消化的食用，行气则气通，帮助消化则能润肠通便，如白萝卜、小白菜、韭菜、蒜薹、金橘、苹果、芦荟、白醋等；也可食用一些能疏肝解郁的食物，如鲭鱼、玫瑰花、茉莉花、山楂等。

忌吃食物　肝气郁结、大肠气滞的便秘患者应忌食辛辣、燥热、具有刺激性的食物。因为这些食物多会引起肝气郁结、肝失疏泄，导致便秘。如剁椒、干辣椒、胡椒、羊肉、狗肉、咸肉、熏肉、腊鱼、炸鸡、烤肉、桂皮、茴香、孜然、大蒜、生姜、浓茶、白酒等。

便秘的13种中医分型及对症食疗

对症食疗
金菊玫瑰花茶

原料 金银花20克，黄菊花10克，玫瑰花6朵

做法
① 分别将金银花、黄菊花、玫瑰花用清水稍微冲洗一下。
② 将三种花放入壶中备用，水煮开后静置至80℃以下，再冲泡入壶中。
③ 加盖闷10分钟即可饮用。

功效 金银花含有一定量的纤维素，能预防便秘。本品能生津通便、疏肝解郁，适合心烦气躁、心悸失眠、便秘者饮用。

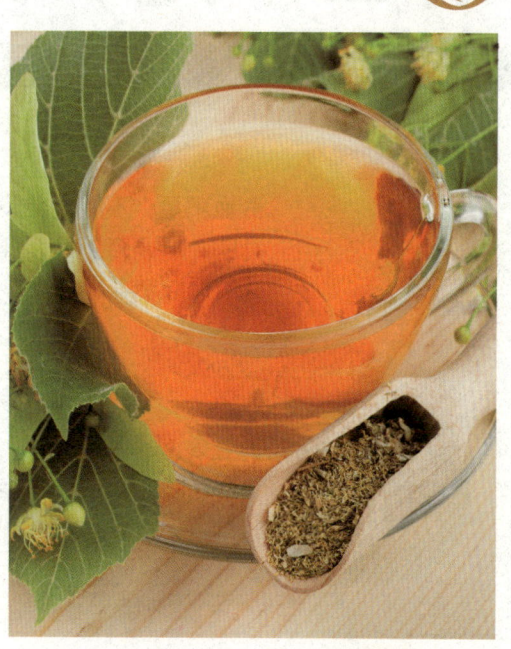

对症食疗
山楂木耳菜粥

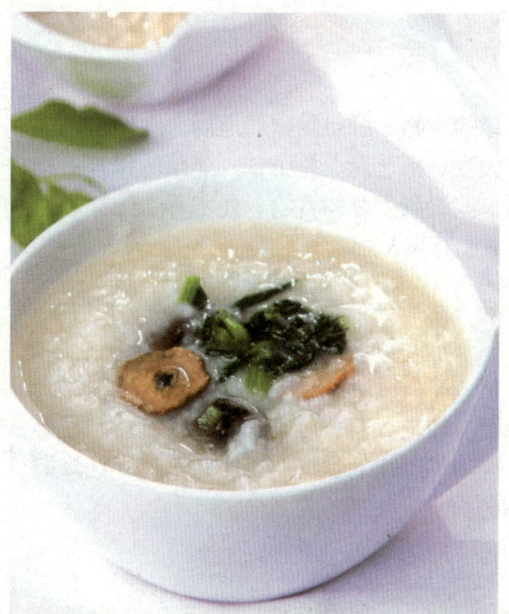

原料 山楂20克，木耳菜10克，大米100克，青菜20克

调料 冰糖适量

做法
① 大米洗净，用清水浸泡几分钟；山楂洗净；木耳菜洗净后切丝；青菜择洗干净。
② 锅置火上，注入清水，放入大米煮至七成熟。
③ 放入山楂煮至粥将成，放入冰糖、木耳菜丝、青菜稍煮片刻，加冰糖调味即可。

功效 山楂中含有的解脂酶能促进消化，加快胃肠蠕动，预防便秘。本品适合食欲不振、消化不良、便秘等患者。

便秘中医食养方

肝血不足，大肠失润

GAN XUE BU ZU DA CHANG SHI RUN

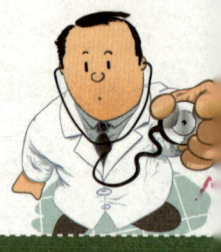

症状剖析　肝血不足，不能上荣头面，故面色无华、萎黄，口唇淡白，眩晕耳鸣；肝开窍于目，肝血不足，不能养目，则眼花，视物模糊。还有四肢麻木、月经不调、脘腹胀满、大便秘结等症状。

发病原因　肝具有调节全身气机，推动血和津液正常运行的功能，肝血不足可因机体损伤后，由于损伤出血或损伤日久、脏腑虚弱，从而形成肝血不足的证候，又因肝主藏血，血虚肠道失润则可致便秘。

治疗原则　本病症主要是因肝血不足所致，因为肝主藏血，而血液能滋润、供给营养，肝血不足则会导致肠道失养，出现肠燥便秘，故应"滋养肝血，增液润肠"。

宜吃食物　宜食补肝养血、润燥生津的食物，肝血足则肠道润，大便自通。如猪肝、牛肝、兔肉、大豆、黑芝麻、松子仁、韭菜、银耳、枸杞、菊花等。还可食用一些润肠生津的食物，如木耳、油菜、南瓜、黄瓜、桑葚、香蕉、无花果、燕麦等。

忌吃食物　忌食葱、蒜、花椒、辣椒、桂皮、茴香等辛辣刺激性食物；忌暴饮暴食，食用如肥猪肉等油腻厚味的食物；烟熏、火烤、油炸的食物也应尽量少吃或不吃。

对症食疗
奶白菜炒山木耳

原料 奶白菜350克，山木耳300克，甜椒块适量

调料 盐、味精各适量

做法

① 奶白菜洗净，切小段；山木耳泡发洗净，撕成片。

② 起锅，锅倒油烧热，倒入奶白菜煸炒，加入山木耳片、甜椒块炒匀，加盐、味精调味即可。

功效 奶白菜纤维素含量丰富，能加快肠道蠕动，预防便秘。本品能降低血压、通肠润便，适合高血压、便秘、肥胖等患者食用。

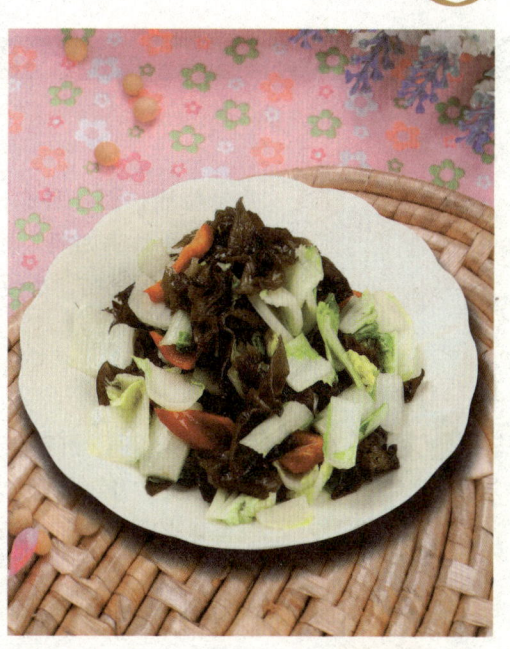

对症食疗
松仁豆芽

原料 黄豆芽300克，松仁50克，葱20克

调料 盐、鸡精各适量

做法

① 黄豆芽洗净，切段；松仁洗净，沥干水分；葱洗净，切段。

② 炒锅烧热，放松仁爆香捞起；锅底留油，放黄豆芽翻炒，再倒入松仁炒匀。

③ 加盐和鸡精调味，撒上葱花炒匀即可。

功效 松仁中油脂含量丰富，能润滑肠壁，促进排便。本品能滋补肝血、润肠通便，适合便秘、免疫力低下、痔疮等患者。

便秘中医食养方

肝火炽热,大肠受灼

GAN HUO CHI RE DA CHANG SHOU ZHUO

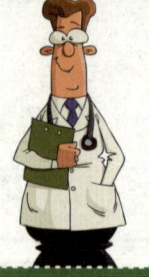

症状剖析　头晕胀痛,面红目赤,口苦口干,口臭,急躁易怒,或胁肋灼痛,或见耳鸣如潮,甚至突发耳聋,不寐或恶梦纷纭,或吐血、衄血,大便秘结,小便黄短,舌质红、苔黄,脉弦数。

发病原因　肝与大肠相通,肝寄腑于大肠,二者相互协调。肝主疏泄,直接影响大肠的"开""合"功能,即"泄泻"或"便秘"。肝失疏泄,气郁化火或肝热素盛引起肝火,则大肠津液不足,引起便秘。

治疗原则　本病症因肝火炽盛所致,肝火炽盛也称肝火上炎,属肝经实火证,多因情志压抑、不得舒展,肝郁化火所致,故应"泻肝降火,清热通便"。另外,还要保持心情舒畅、愉快。

宜吃食物　肝火炽热、大肠受灼的便秘患者宜多吃新鲜的绿叶蔬菜和水果,特别是一些能够清肝泻火、清热润燥的食物。如百合、莲藕、黄瓜、苦瓜、莴笋、茄子、茭白、白菜、芹菜、绿豆、马蹄、柚子、橙子、梨、无花果等。

忌吃食物　肝火炽热、大肠受灼的便秘患者忌食如干辣椒、朝天椒、剁椒、花椒、胡椒、咖喱、芥末、大蒜、桂皮、茴香等辛辣刺激的食物,同时还忌食如五花肉、红烧肉等重油厚味的食物。此外,炸鸡、炸花生等油炸食物也应忌食,乌梅等过酸的伤肝食物也应少食。

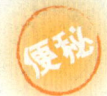

便秘的13种中医分型及对症食疗

对症食疗

莲藕菱角排骨汤

原料 莲藕200克,菱角100克,排骨500克,胡萝卜50克

调料 盐3克,白醋5克

做法

①排骨洗净斩段,焯水,捞起冲净。

②莲藕去皮洗净,切片;菱角焯烫后剥净外表皮膜;胡萝卜洗净切块。

③所有材料共入炖锅,加水适量,放白醋,煲煮至熟,加盐调味即可。

功效 莲藕含有黏液蛋白、膳食纤维和鞣质,能助消化,促进排便。本品能清热降火、润肠通便,适合高血压、食欲不振、便秘等患者食用。

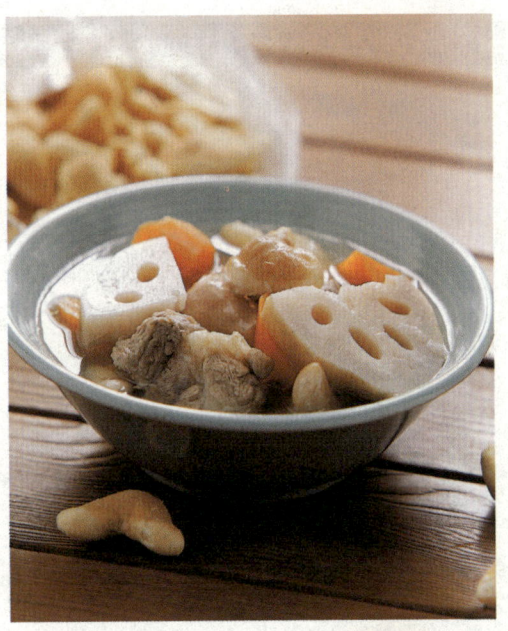

对症食疗

蜂蜜西柚汁

原料 西柚1个(约250克),凉开水适量

调料 蜂蜜15毫升

做法

①西柚去皮,手撕成果粒状。

②将西柚放入榨汁机中,加入凉开水,搅打成汁。

③向西柚汁中调入蜂蜜,搅匀即可饮用。

功效 柚子中粗纤维成分含量高,能促进排便。本品能健脾开胃、生津润肠,适合高血压、高血脂、高血糖、消化不良、便秘等患者食用。

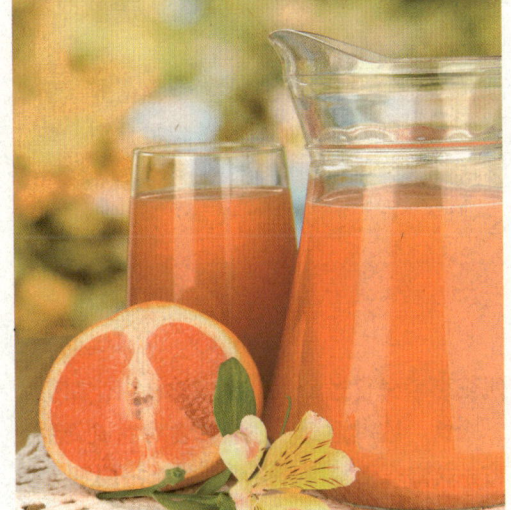

019

便秘中医食养方

肝经受寒,大肠失司

GAN JING SHOU HAN DA CHANG SHI SI

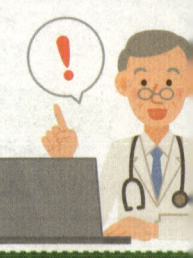

症状剖析
少腹冷痛,阴部坠胀作痛,或见巅顶冷痛,或见得温则减,遇寒加甚,或见形寒肢冷,或见胃脘不适,时作呕恶,畏寒喜热,小便清长,大便秘结,或见舌淡苔白润,脉象沉紧或弦紧。

发病原因
肝经受寒,中医上也叫寒凝肝脉证,其主要因为身体受寒邪侵袭,凝滞肝经所致,由于冷痛寒凝,气血遇寒凝滞,致使大肠失运,导致便秘。

治疗原则
本病症主要因寒邪侵扰肝经所致,所以在原则上应去除寒邪,故应"温经散寒,调气润肠"。

宜吃食物
肝经受寒、大肠失司的便秘患者宜多食洋葱、生姜、花椒、茴香、榴莲、红枣、羊肉、板栗等散寒温经的食物,也可食用一些如芝麻、黄瓜、菠菜、香蕉、苹果、蜂蜜等生津润肠的食物。

忌吃食物
肝经受寒、大肠失司的便秘患者忌食过于生冷寒凉的食物,如生苦瓜、生黄瓜、冻豆腐、冷饮、冰淇淋等,还应忌食对肠道刺激比较大的食物,如臭豆腐、剁椒、干辣椒、可乐、醋、白酒等。

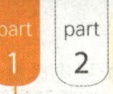
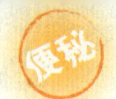

便秘的13种中医分型及对症食疗

对症食疗

羊骨双萝汤

原料 羊骨250克，胡萝卜150克，白萝卜100克，上汤适量

调料 盐5克，味精3克，生姜适量

做法

① 胡萝卜、白萝卜分别洗净，切成大块；羊骨洗净，砍成段。

② 锅中加入上汤，下入羊骨煲2个小时。

③ 再下入胡萝卜、白萝卜、生姜一起煲熟；放盐、味精调味即可。

功效 胡萝卜和白萝卜中所含的纤维素成分含量较高，能促进肠道蠕动，预防便秘。二者结合能温经散寒，调气润肠，适合身体虚弱的便秘患者食用。

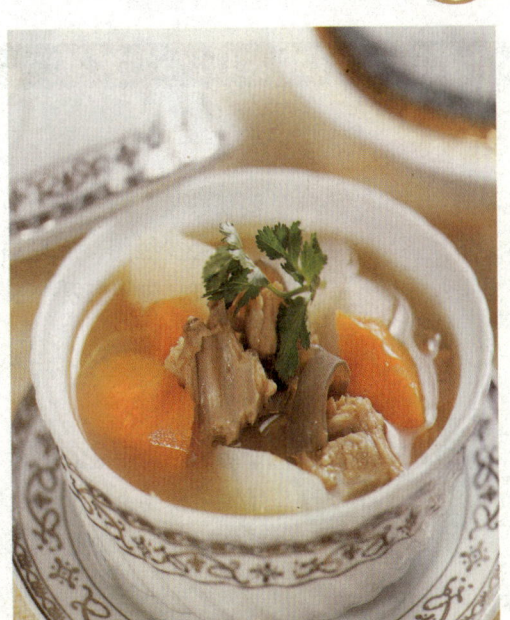

对症食疗

红枣小麦桂圆羹

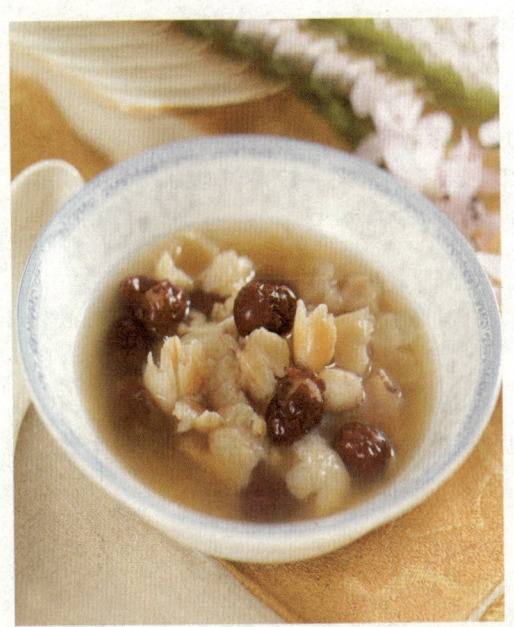

原料 小麦25克，红枣5枚，桂圆肉10克

调料 冰糖适量

做法

① 将红枣用温水稍浸泡；小麦、桂圆肉洗净。

② 小麦、红枣、桂圆肉、冰糖同入锅中，加水煮汤。

③ 煮至九成熟时放入冰糖，煮至冰糖融化即可。

功效 小麦中含有一种不可溶性纤维素成分，能有效预防便秘。本品能健脾开胃、生津润肠，适合消化不良、便秘等患者食用。

便秘中医食养方

肾阴亏损，大肠失润

SHEN YIN KUI SUN DA CHANG SHI RUN

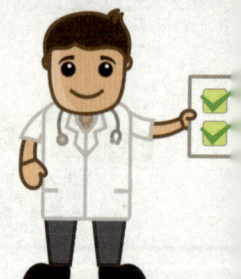

症状剖析
腰膝酸软，两腿无力，眩晕耳鸣，失眠多梦。男子阳痿、遗精；妇女经少经闭，或见崩漏，形体消瘦，潮热盗汗，五心烦热，咽干颧红；少年白发，尿频，溲黄便干，舌红少津，脉细数。

发病原因
肾阴为一身阴液的主导，肾阴足则可升髓化血，血充可以化津，津足则可使肠道润滑而大便痛利。肾阴亏虚或久病大汗、大下之后，耗伤津液，导致阴液枯涸，使肠道干枯，糟粕燥结，大便秘结。

治疗原则
本病症主要因肾阴亏虚所致，肾阴虚包括肾阴气和阴液不足两种，所以原则上补肾阴是关键，故应"滋阴降火，滋润大肠"。

宜吃食物
肾阴亏损、大肠失润的便秘患者宜多食用能滋阴润燥、清热润燥的食物，如百合、银耳、莲子、黑米、薏米、鸭肉、兔肉、鱿鱼、甲鱼、干贝、蛤蜊、芦笋、桑葚等。

忌吃食物
肾阴亏损、大肠失润的便秘患者应忌食辛辣刺激发物，如生姜、大蒜、胡椒、干辣椒、浓茶、咖啡、白酒等。

便秘的13种中医分型及对症食疗

对症食疗

双色蛤蜊

原料 白萝卜球30克，胡萝卜球30克，蛤蜊100克，芹菜末10克

调料 盐、水淀粉各适量

做法

①蛤蜊洗净装盘，隔水蒸10分钟取出。

②胡萝卜、白萝卜入沸水中煮熟；捞出后与蛤蜊、蛤蜊汤汁一起入锅。

③焖煮3分钟，水淀粉勾芡，加盐调味，撒上芹菜末即可。

功效 胡萝卜和白萝卜中都含有纤维素，能预防便秘；芹菜也含粗纤维，能促进排便。几者搭配能滋阴补肾、润肠通便，适合阴虚盗汗、便秘等患者食用。

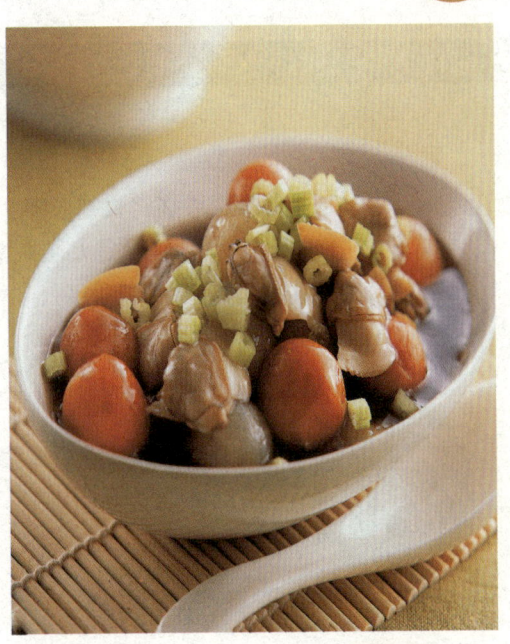

对症食疗

芦笋炒百合

原料 芦笋150克，鲜百合60克，红椒块20克

调料 盐3克，水淀粉10毫升，味精3克，料酒3毫升，芝麻油适量

做法

①芦笋洗净去皮，切段，焯水；百合洗净，掰成片。

②锅内放油烧热，下红椒块、芦笋、百合炒匀，淋入料酒，加盐、味精炒匀，水淀粉勾芡，淋上芝麻油即可。

功效 芦笋中粗纤维成分含量较高，能加快肠道蠕动，促进排便。本品能滋阴降火、滋润大肠，适合心脏病、高血压、便秘等患者。

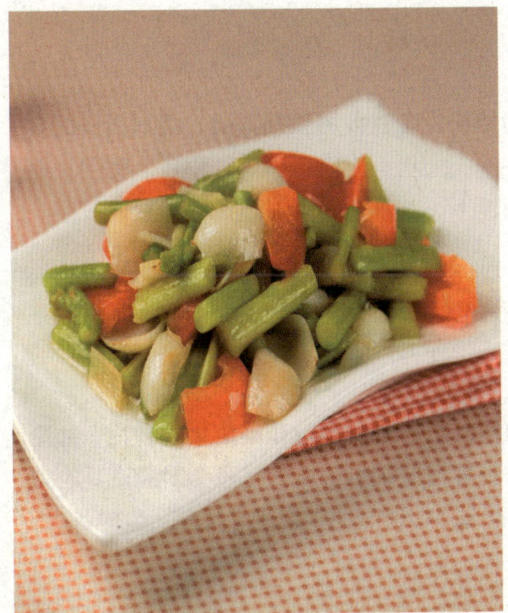

023

便秘中医食养方

肾阳虚衰，大肠寒凝

SHEN YANG XU SHUAI DA CHANG HAN NING

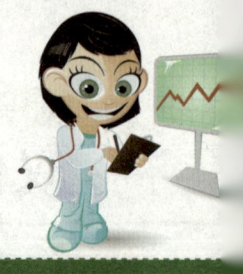

症状剖析
腰膝酸痛，畏寒肢冷，头目眩晕，面色白，或阳痿、早泄，妇女宫寒不孕；或大便久泄不止，完谷不化；或浮肿，按之凹陷不起，甚则腹部胀痛、冷痛，心悸咳喘，小便清长，大便秘结。

发病原因
中医讲肾开窍于后二阴，大肠的传导功能有赖于肾气的温煦和肾阴的滋润，肾阳虚衰，则津液不足，津液不足，则大便干涩不通，形成便秘。

治疗原则
本病症主要因肾阳不足，出现阳虚阴盛所致，所以原则上应补益肾阳，故应"补肾壮阳，温润大肠"。

宜吃食物
肾阳虚衰、大肠寒凝的便秘患者宜食用温补肾阳、清润大肠的食物，如猪肚、猪腰、羊肉、乌鸡、鸽肉、田鸡、银鱼、海参、豇豆、韭菜、绿豆芽、胡萝卜、苦瓜、山药、莲子、黑豆、豆浆、核桃、白果、枸杞等。

忌吃食物
肾阳虚衰、大肠寒凝的便秘患者忌食生冷和难消化的食物，如冷饮、冰淇淋、冰冻可乐、生黄瓜、生苦瓜等；忌食对肠道具有刺激性的食物，如辣椒、芥末、咖喱、醋、白酒、浓茶、咖啡等。

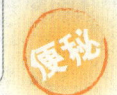

黄花菜海参鸡汤

原料 干黄花菜10克，海参200克，鸡腿1个，枸杞15克

调料 盐3克

做法

① 干黄花菜洗净，泡软；海参处理干净，切小块；鸡腿洗净切块。

② 将海参、鸡腿分别用热水焯烫，捞起。

③ 将黄花菜、海参、鸡腿、枸杞一起放入锅中，加盐煮至熟即可。

功效 黄花菜含有丰富的粗纤维，能加快肠道蠕动，促进排便。本品能滋补肾阳、润肠通便，适合体虚畏寒、肾虚易疲劳、便秘等患者。

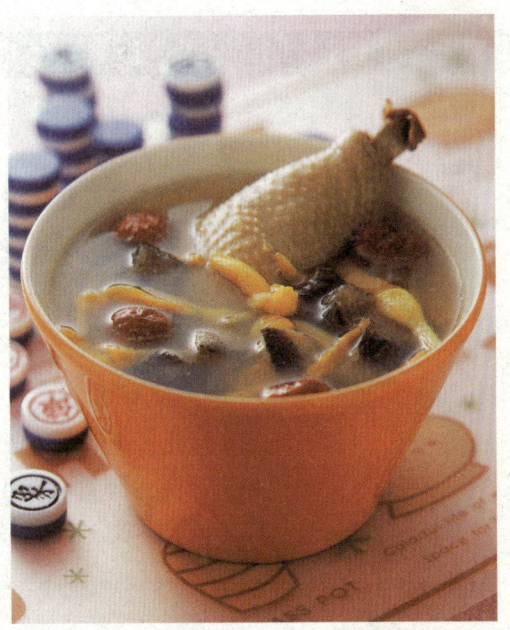

燕麦桃仁梨子羹

原料 燕麦100克，核桃仁50克，梨子1个

调料 橄榄油适量

做法

① 梨子洗净，去核切块备用；燕麦洗净，放入锅中煮至半熟。

② 放入核桃仁、梨子块继续煮熟。

③ 加入少许橄榄油，拌匀即可。

功效 燕麦粗纤维成分含量高，能预防便秘；核桃含有油脂，能润滑肠壁，促进排便。燕麦、核桃仁与梨子搭配能健脾益肾、润肠通便，适合肾虚腰痛、便秘等患者。

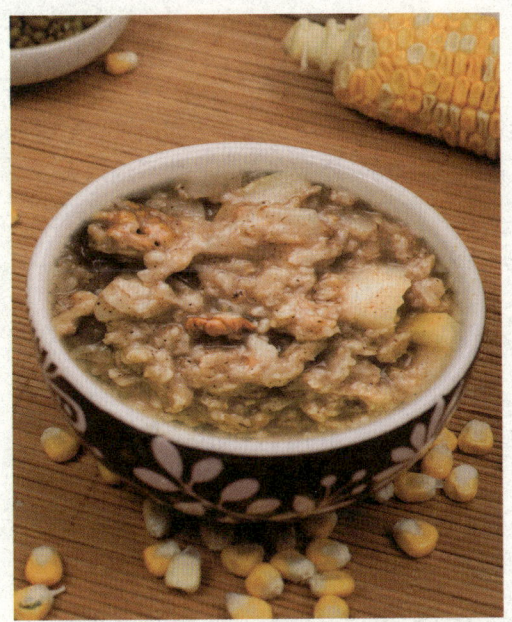

便秘中医食养方

脾胃积热，大肠燥结

PI WEI JI RE DA CHANG ZAO JIE

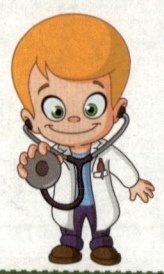

症状剖析
唇舌或颊内等处粘膜溃烂作痛，溃疡点多少不等，周围鲜红，并见口水流涎，烦燥不安，甚或发热、口渴，小便短赤，大便干结，口干口臭，腹胀腹痛，面红心烦。

发病原因
脾主运化，运即转运传输，化即消化吸收。胃主受纳腐熟水谷，并主通降。脾胃功能正常，大肠才能发挥其正常功能。脾胃积热，消灼津液，则可导致大肠传导不利，大便秘结。

治疗原则
本病症主要是因为脾胃积热所致，因为脾胃炽热，气血津液耗伤严重，肠道失养，出现大肠燥结、便秘，故原则上应"清热泻火，润肠通便"。

宜吃食物
脾胃积热、大肠燥结的便秘患者宜多吃绿色蔬菜，如白菜、小白菜、包菜、空心菜、木耳菜、菠菜等；还应多食用一些清热泻火、润肠通便的食物，如豆腐皮、豆腐、竹笋、绿豆芽、苋菜、西红柿、白萝卜、鸭血、蛤蜊、马蹄等。

忌吃食物
脾胃积热、大肠燥结的便秘患者忌食如羊肉、鸡肉、狗肉等辛温燥热的食物，同时对于一些辛辣刺激的食物，如干辣椒、剁椒、胡椒、花椒、咖喱、芥末、大蒜、生姜、白酒等，也应忌食。因为这些食物多会"助火邪、耗真阴"，使津液亏少，大便燥结。

对症食疗

小白菜烩豆腐

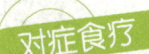

原料 小白菜300克,豆腐250克,葱白30克,蒜蓉20克,高汤适量

调料 盐、鸡精、水淀粉各适量

做法

① 小白菜洗净剁碎；豆腐洗净切丁；葱白洗净,切丝。

② 锅注油烧热,放蒜蓉炒香,豆腐滑炒,倒入适量高汤,放小白菜煮开,加葱白,再加盐、鸡精调味,水淀粉勾芡即可。

功效 豆腐营养丰富且易消化吸收,含有较高的纤维素成分,能促进排便。本品能清肠解毒、调和脾胃,适合便秘、咳嗽、消化不良等患者食用。

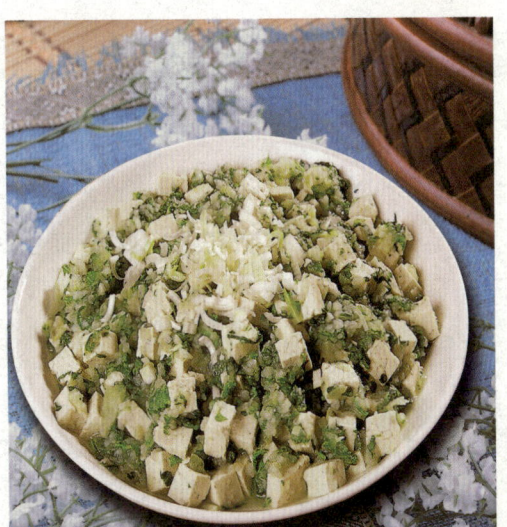

对症食疗

肉末炒包菜

原料 包菜150克,肉末100克,蒜末少许

调料 盐3克,鸡粉2克,水淀粉适量

做法

① 包菜撕开成片,洗净后切小片,入沸水中焯水；肉末放入碗中,加水淀粉搅拌均匀。

② 用油起锅,放蒜末爆香,再放肉末快速翻炒,最后倒入包菜片翻炒至熟。

③ 加盐、鸡粉调味即可。

功效 包菜含有吲哚类化合物及纤维素成分,能促进排便,预防肠道癌。本品适合便秘、身体疲倦、食欲不振、糖尿病等患者食用。

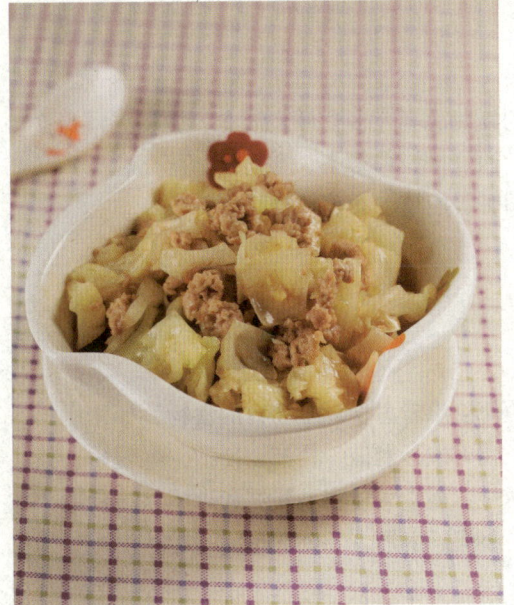

便秘中医食养方

脾胃不和，大肠失运

PI WEI BU HE DA CHANG SHI YUN

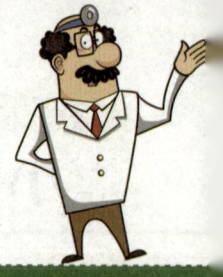

症状剖析　食欲减退，脘腹胀满，烦躁，易感冒发烧，有口臭，小便短赤，大便或干或稀，面色萎黄发花，眼白有蓝斑，夜眠欠安，脑袋出汗，爱趴着睡，睡时眼睛漏缝，舌质偏红、舌苔白厚或厚腻。

发病原因　胃气主降，使饮食物及其糟粕得以下行，脾气主升，则饮食物之精华得以营养全身。脾不和，则食不化；胃不和，则不思食。脾胃不和则不思且不化，容易引起便秘。

治疗原则　本病症主要因脾胃不和所致，脾胃不和则导致不思饮食、食积不化，大肠失运，从而导致便秘，故原则上应"调和脾胃，消食导滞"。

宜吃食物　脾胃不和、大肠失运的便秘患者宜多食开胃消食、调和脾胃的食物，如金针菇、花菜、西红柿、白萝卜、雪里蕻、茼蒿、玉米、莲藕、紫菜、蕨菜、橘子、山楂、香蕉、猪肠、黄鱼等。

忌吃食物　脾胃不和、大肠失运的便秘患者忌食刺激肠胃的食物，如桂皮、茴香、孜然、干辣椒、朝天椒、剁椒、花椒、胡椒、咖喱粉、芥末、大蒜、生姜等。同时，还应忌食容易胀气和难消化的食物，如大豆、红薯、土豆、洋葱、牛奶、干豆类等。

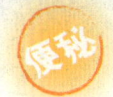

便秘的13种中医分型及对症食疗

金针菇金枪鱼汤

原料 金枪鱼肉150克，金针菇150克，西蓝花75克

调料 姜丝5克，盐5克

做法

① 金枪鱼肉洗净，切块；金针菇洗净，撕成小朵；西蓝花洗净，切小朵备用。

② 锅中加入适量清水，放入全部食材煮沸，放入姜丝和盐调味即可。

功效 西蓝花含有丰富的维生素C和纤维素成分，能加快毒素的排出，促进排便。本品适合脾胃虚弱、便秘等患者。

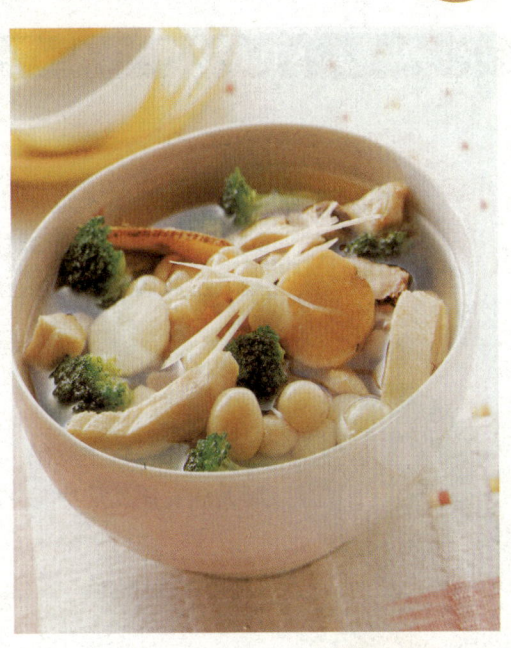

西红柿豆腐汤

原料 西红柿250克，豆腐2块，葱花25克

调料 盐15克，胡椒粉1克，水淀粉15克，味精1克，香油5克

做法

① 豆腐洗净切丁；西红柿洗净，去皮切块。

② 豆腐入碗，加西红柿、胡椒粉、盐、味精、水淀粉、葱花，搅匀成豆腐泥。

③ 炒锅置火上，下油烧至六成热，倒入豆腐泥，翻炒至香、熟，加香油拌匀即可。

功效 西红柿中含有苹果酸和柠檬酸，能加快胃肠蠕动，促进排便。本品能健脾和胃，润肠通便，适合糖尿病、口渴、食欲不振、便秘等患者食用。

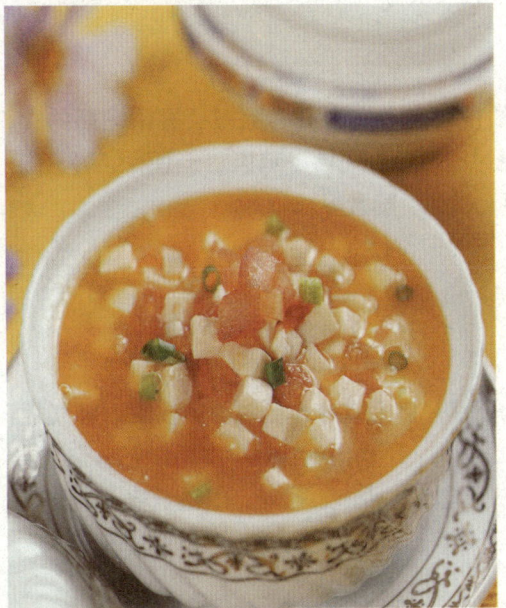

029

便秘中医食养方

脾胃湿阻，大肠不通

PI WEI SHI ZU DA CHANG BU TONG

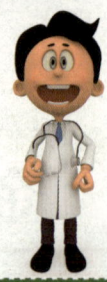

症状剖析　自觉口中黏腻不适，口淡无味，或口中有甜味，一般不渴，亦有口干口苦者，但不欲饮，或大便不爽，时欲解而不出，头身重痛，脘腹痞满，舌淡苔腻，脉濡缓。

发病原因　脾主运化，胃主受纳、腐熟水谷，并主通降。脾胃遇湿则阻，大肠无法发挥正常功能，传导不利，大便秘结。

治疗原则　本病症主要因脾湿所致，因脾为湿困，脾不能升清，胃不能降浊，脾胃运化失职，水谷不能运化，则脘痞纳呆，腹胀，大便不爽，故原则上应"温脾除湿，升阳健脾"。

宜吃食物　脾胃湿阻、大肠不通的便秘患者宜食健脾除湿、升阳润肠的食物，如猪肚、牛肚、泥鳅、鳜鱼、兔肉、鸡肉、土豆、红薯、山药、薏米、香菇、红枣、板栗、蜂蜜等。

忌吃食物　脾胃湿阻、大肠不通的便秘患者忌食味厚滋腻、容易阻碍脾气运化功能的食品，如鸭肉、猪肉、甲鱼肉、牡蛎、牛奶、芝麻等。同时，也应忌食容易耗伤脾气的食品，如荞麦、山楂、萝卜、香菜等。生冷凉性的蔬果也应忌食，如生菜、西瓜、大白菜、苦瓜等。

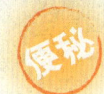

便秘的13种中医分型及对症食疗

对症食疗
薏米白果粥

原料 薏米100克，白果10粒，大米50克，百合30克，枸杞适量

调料 冰糖适量

做法

① 白果去壳，入热水稍泡，去皮、心。

② 锅中加1升水，下洗净的薏米、大米、百合，用中火烧沸后改小火煮约20分钟。

③ 下白果续煮20分钟，放入冰糖、枸杞，煮约两分钟盛出即可。

功效 薏米含多种维生素和矿物质，能促进代谢，减轻肠胃负担，促进排便。本品能调理脾胃、润滑大肠，适合血虚、老年体弱、便秘等患者。

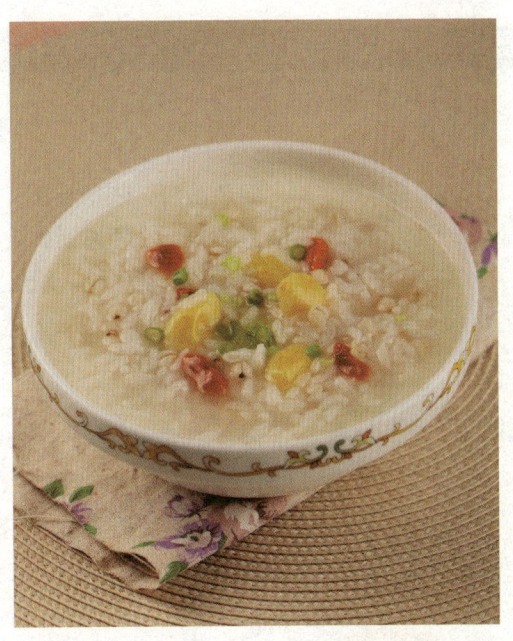

对症食疗
山药芝麻羹

原料 山药、黑芝麻各适量，小米70克，葱8克

调料 盐2克

做法

① 小米泡发洗净；山药洗净，切丁；黑芝麻洗净；葱洗净，切花。

② 锅中水烧开，放入小米、山药煮开。

③ 加入黑芝麻同煮至浓稠状，调入盐拌匀后装碗，在碗中撒上葱花即可。

功效 小米为杂粮之一，膳食纤维含量丰富，能促进肠道蠕动，加快排便。本品能健脾祛湿、润肠通便，适合腹胀、病后虚弱、便秘等患者。

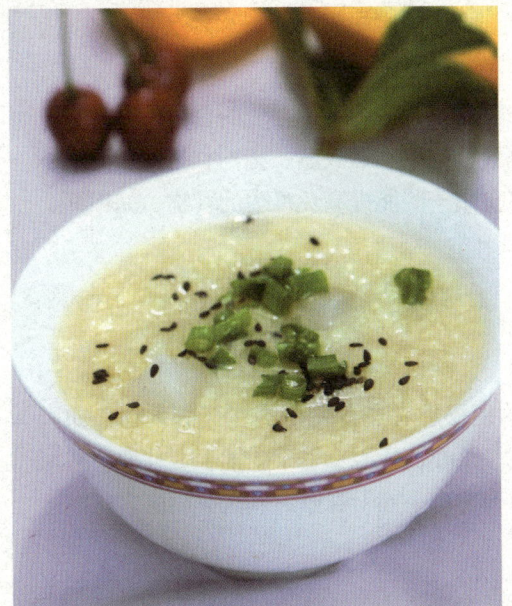

031

便秘中医食养方

中气下陷，大肠气滞

ZHONG QI XIA XIAN DA CHANG QI ZHI

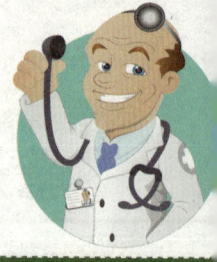

症状剖析

面色淡白，眩晕易汗，短气，倦怠，食少，便溏，腹部重坠，便意频数，小便淋沥，大便干燥、排出困难等。多见于胃下垂、肾下垂、子宫下垂、脱肛及慢性肠炎、慢性痢疾等疾病。

发病原因

饮食不节，饥饱失宜，均会损伤中焦脾胃之气。若劳倦过度，耗伤元气，亦可致脾胃气虚，或泻痢日久，多致脾气虚衰、中气下陷、气虚则不能托举固定脏器，导致大肠气滞，传导不利，形成便秘。

治疗原则

本病症主要因为脾气虚衰，运化失职，内脏得不到气血精微之供养，使脏气虚衰、升举无力而下垂，故原则上应"补中益气，升阳举陷，健脾"。

宜吃食物

中气下陷、大肠气滞的便秘患者宜食补中益气的食物，如粳米、高粱、玉米、南瓜、扁豆、红枣、猴头菇、猪肉、猪骨、泥鳅、冰糖、苹果等；还可多食用一些能提高免疫力的食物，如银耳、香菇、豇豆、墨鱼等。

忌吃食物

中气下陷、大肠气滞的便秘患者忌食一些会下气的食物，如黑豆、芸豆、刀豆、干贝、菜心、青椒、香菜、柚子、甘蔗、酸梅等；还应忌食辛辣刺激的食物，如干辣椒、剁椒、胡椒、花椒、芥末、白酒等。

便秘的13种中医分型及对症食疗

对症食疗
枸杞南瓜羹

原料 南瓜300克，粳米150克，枸杞10克

调料 白糖6克

做法

① 南瓜去皮洗净，切块，煮熟后捣烂成泥，备用；粳米淘洗干净；枸杞洗净。

② 另起锅，锅内加水，放粳米、枸杞煮至黏稠，倒入南瓜泥，加白糖调匀即可。

功效 南瓜含有果胶和促进胆汁分泌的成分，能加快肠道蠕动，促进排便。本品能补中益气、润肠通便，适合营养不良、肥胖、便秘等患者食用。

对症食疗
豆角炒茄丁

原料 豆角250克，茄子100克，蒜蓉5克

调料 盐3克，味精1克

做法

① 豆角洗净，切成小碎段；茄子洗净，切丁备用。

② 锅内放油烧热，下蒜蓉炒香，放茄丁和豆角段，一起翻炒至熟。

③ 加盐、味精调味即可。

功效 豆角富含蛋白质和氨基酸，有助消化，促进排便。本品能健脾补气，润肠通便，适合于消化不良、食积腹胀、口渴、多尿、便秘等患者。

便秘中医食养方

对症食疗
蒸苹果

原料 苹果1个（约80克）

调料 冰糖适量

做法

① 将洗净的苹果去皮、核，切成四瓣。

② 将苹果切成片，再改切成丁。

③ 将苹果丁与冰糖一起放入碗中，放入烧开的蒸锅中，上盖，中火蒸10分钟即可。

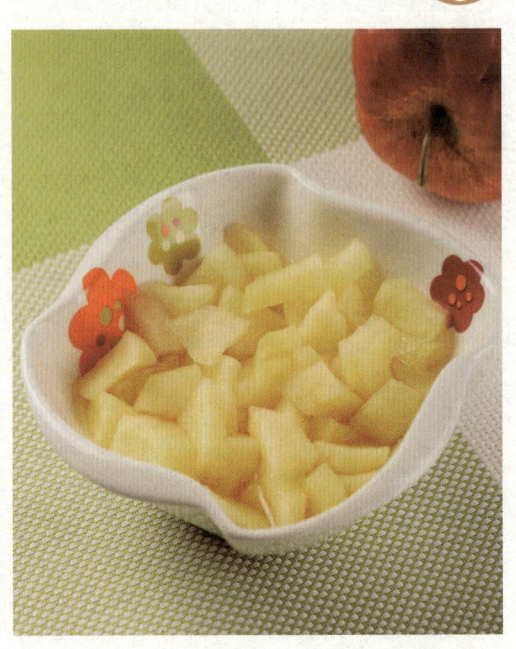

功效 苹果富含有机酸、纤维素及果胶，能促进肠道蠕动，促进排便。本品适合消化不良、便秘等患者食用。

对症食疗
桂圆山药红枣汤

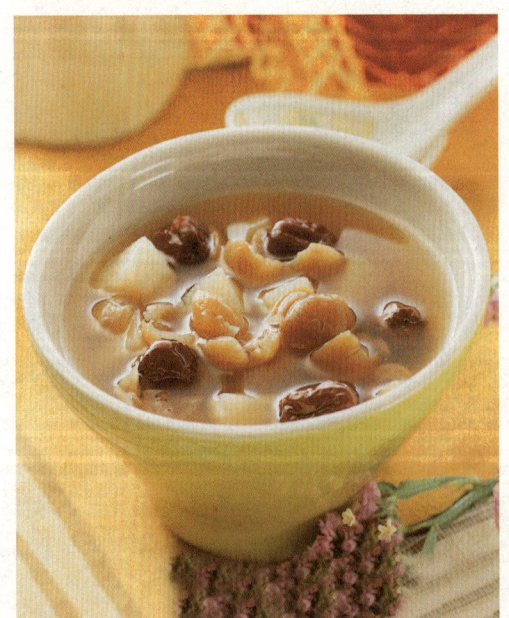

原料 桂圆肉100克，新鲜山药150克，红枣15克

调料 冰糖适量

做法

① 山药削皮，洗净切块；红枣洗净；锅内加水煮沸，放山药煮沸后再下红枣。

② 待山药熟透、红枣松软，将桂圆肉剥散加入；待桂圆的香甜味渗入汤中时熄火，加冰糖提味即可。

功效 山药含淀粉酶、多酚氧化酶等物质，有助消化，促进排便。本品能补益气血，润肠通便，适合中气不足、脾胃不和、便秘等患者。

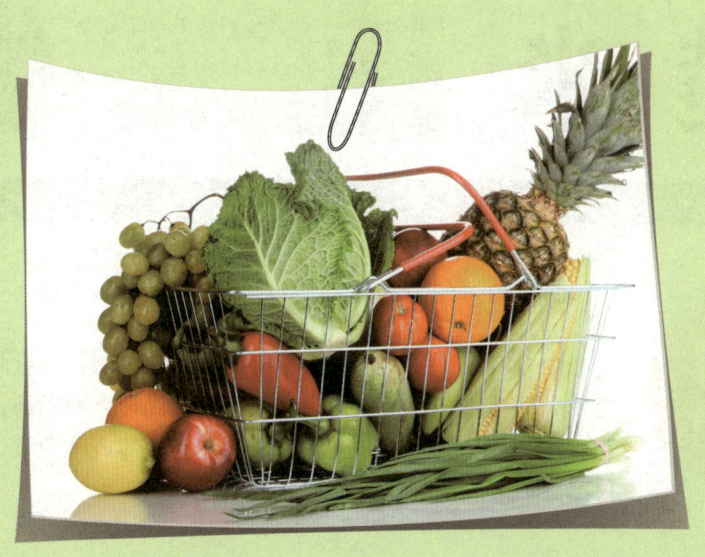

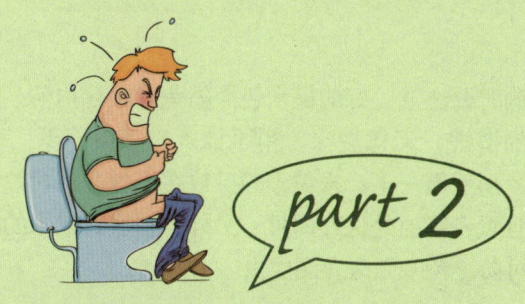

可改善便秘症状的食材、中药材

在日常生活中，随着人们饮食结构的变化以及精神、社会因素的影响，便秘的发病率在不断上升。大部分人认为便秘不是病，便对之忽略不顾，也有很多患者会去医院进行治疗。古人云："药补不如食补，食补不如水补。"这句话不无道理，便秘者除了喝足大量的水之外，还可以食用一些天然而有效的食物，这些食物对于改善便秘症状具有很好的辅助治疗作用。

本章详细介绍了能改善便秘症状的60种食材和37种中药材，不仅详解其别名、性味归经、适用量、热量等基础知识，还介绍了其适合证型、利便原理、搭配宜忌、食用注意事项等内容。读者可根据自身不同的症状以及饮食爱好选择最适合自己的食物搭配，预防便秘，缓解便秘，从而远离便秘，保持健康。

便秘中医食养方

通便食材

糙米

别　名	胚芽菜、玄米
热　量	368千卡/100克
适用量	每次约50克

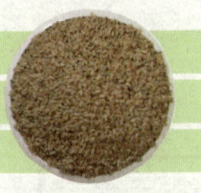

【性味归经】性温、味甘；归脾、胃经　　【适合证型】脾胃积热，大肠燥结

利便原理
糙米中含有丰富的膳食纤维，有助于肠道蠕动，促进肠道有益菌繁殖，软化粪便，加速排出肠内宿便，促进大便畅通，预防便秘和直肠癌、结肠癌。此外，糙米还具有提高人体免疫力、加速血液循环、消除烦躁等功效。

选购保存
选购时要注意，好的糙米色泽晶莹，颗粒均匀，无黄粒，有一股米的清香，无霉烂味，用手插入米袋摸一下，手上无油腻、米粉，用手碾一下，米粒不碎。放在干燥、密封效果好的容器内，并且置于阴凉处保存即可。另外，在盛有糙米的容器内放几瓣大蒜可防止糙米因久存而生虫。

食用注意
糙米一般情况下很多人都能食用，但由于其膳食纤维含量相对较高，所以建议胃肠消化功能不好者不宜多吃。

搭配宜忌
宜：糙米+枸杞→　→补肾养阴、益血明目
宜：糙米+荠菜→　→健脾补虚、明目止血
宜：糙米+萝卜→　→润肠通便
忌：糙米+牛奶→　→导致食材中的维生素A损失

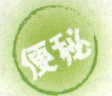

可改善便秘症状的食材、中药材

糙米豆浆

原料 糙米50克，黄豆50克

调料 冰糖适量

做法

①黄豆、糙米分别泡发，洗净。

②将糙米、黄豆放入豆浆机中，加水搅打成豆浆。

③烧沸后滤出豆浆，加入冰糖拌匀即可。

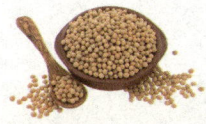

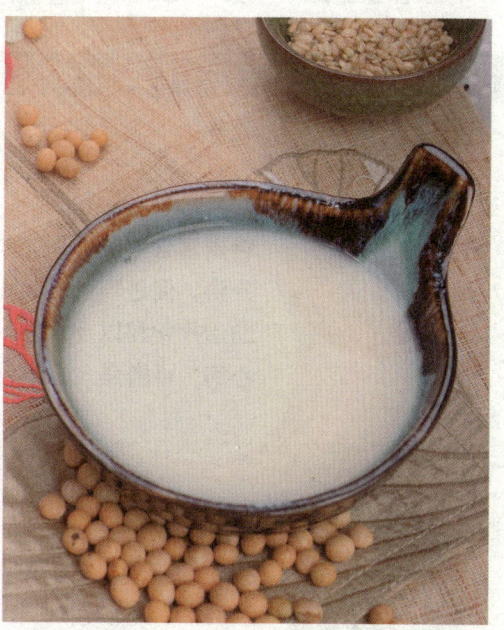

温馨提示 消化功能不良者、胃部胀痛者应少食。

糙米杂粮饭

原料 糙米80克，豌豆50克，黑豆50克，水葫芦50克，胡萝卜50克

调料 盐、鸡精、橄榄油、蒜各适量

做法

①糙米、豌豆、黑豆分别泡发，洗净，蒸熟；胡萝卜洗净去皮，蒸熟切块；蒜切成末，均放置备用。

②水葫芦洗净，去皮切块，用热油锅炒熟。

③锅内加入橄榄油，放蒜末爆香，把所有食材放进爆香的油锅内翻炒均匀，待熟后加入盐、鸡精即可。

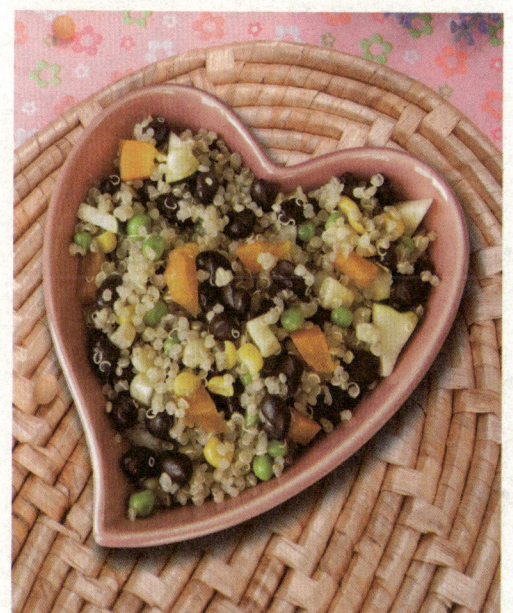

温馨提示 消化功能不好者、孕妇不宜多吃。

037

便秘中医食养方

燕麦

别 名	野麦、雀麦、乌麦、油麦、玉麦
热 量	367千卡/100克
适用量	每日40克左右为宜

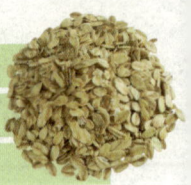

【性味归经】性温，味甘；归脾、心经　【适合证型】脾胃不和，大肠失运

利便原理

燕麦富含脂肪、B族维生素、叶酸、纤维，可促进人体消化液的分泌，促进肠道蠕动，增强排便力，改善便秘。燕麦不仅可以辅助治疗便秘以及水肿，还能预防动脉硬化、脂肪肝、糖尿病、冠心病，可增强人的体力，使人延年益寿。

选购保存

纯正的燕麦，每粒外表都有一层谷糠，用来保护淀粉质的内胚乳及胚胎，所以在购买时要观察其外表是否有一层谷糠。如果谷糠脱落，则表示燕麦已经变质，不宜购买。燕麦天然地含有一种防腐剂，可以置于室温下储存很长时间。

食用注意

燕麦一次不宜吃太多，否则会造成胃痉挛或是胀气；同时，孕妇也要慎吃燕麦。

搭配宜忌

宜：燕麦+红枣 → 补中益气、养血安神

宜：燕麦+南瓜 → 健脾、促消化

忌：燕麦+红薯 → 易导致胃痉挛、胀气

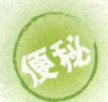

可改善便秘症状的食材、中药材

对症食疗

燕麦小米豆浆

原料 燕麦50克，小米30克，黄豆50克

调料 白糖适量

做法

①黄豆、小米用清水泡软，捞出洗净；燕麦洗净。

②将上述材料放入豆浆机中，加适量水搅打成豆浆，并煮熟。

③滤出豆浆，加白糖拌匀即可。

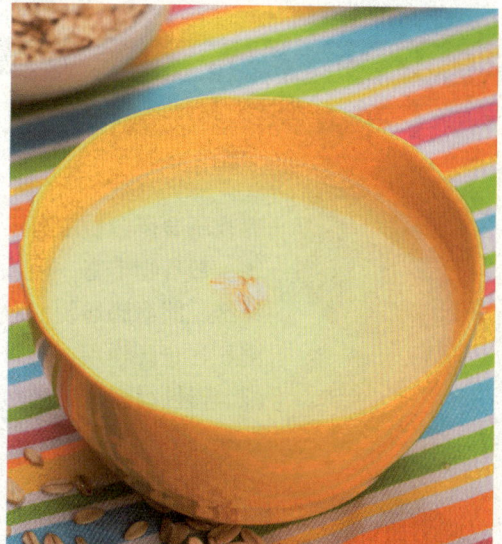

温馨提示 容易胀气、打嗝者忌用；身体虚弱、畏寒怕冷者及小便频繁者少食。

对症食疗

燕麦菜心包

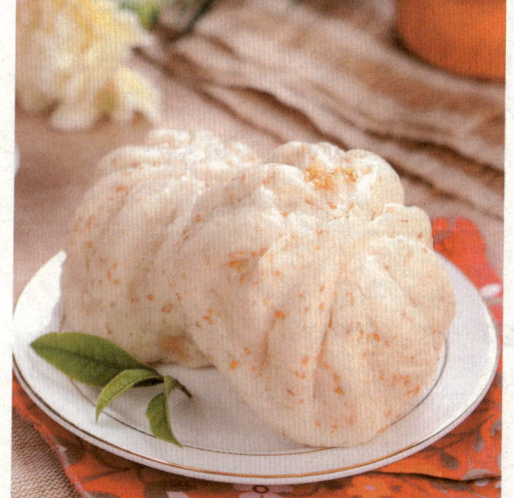

原料 低筋面粉500克，菜心、猪肉、燕麦粉各100克，泡打粉、干酵母、改良剂各适量

调料 砂糖适量

做法

①低筋面粉开窝，加入砂糖、干酵母、泡打粉、改良剂、燕麦粉，糖溶化后加水放入面粉中，搓透至面团纯滑。

②将面团擀成圆薄皮，将菜心、猪肉做成馅料用圆薄皮包入，收口捏紧。

③放入蒸笼上，用大火蒸约8分钟即可。

温馨提示 麻疹患者、孕早期妇女应少食。

便秘中医食养方

荞麦

别　名	乌麦、花荞、甜荞、荞子、净肠草
热　量	324千卡/100克
适用量	每餐约60克

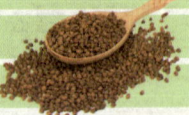

【性味归经】性寒，味甘；归脾、胃、大肠经　【适合证型】脾胃积热，大肠燥结

利便原理

荞麦所含蛋白质中有丰富的赖氨酸成分，铁、锰、锌等微量元素比一般谷物丰富，而且含有大量膳食纤维、维生素、可溶性膳食纤维，能润肠通便，对调理便秘有一定功效。荞麦还具有健胃、消积、止汗作用，对胃痛、胃胀、消化不良、食欲不振、肠胃积滞、慢性泄泻等病症也有一定的食疗作用。

选购保存

应注意挑选大小均匀、质实饱满、有光泽的荞麦粒，以颗粒完整、形状饱满、呈三角形、色泽为褐色、散发清淡气息者为佳。荞麦应在常温、干燥、通风的环境中储存；荞麦粉应用膜袋装好并扎口，置有盖容器内并于阴凉、干燥处保存，须谨防潮湿。

食用注意

腹痛者、大便清稀者、四肢浮肿者、畏寒喜暖者、小便多或尿频者、妇女白带清稀而多者、消化功能不佳者、经常腹泻者、癌症、肿瘤患者不宜食用荞麦，体质敏感的人也需慎食。

搭配宜忌

宜：荞麦+玉米 → 提高营养价值
宜：荞麦+黄豆 → 促进人体对食材中营养的吸收
忌：荞麦+猪肉 → 易导致脱发
忌：荞麦+黄鱼 → 易导致音哑、消化不良

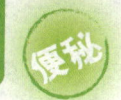

可改善便秘症状的食材、中药材

对症食疗
荞麦凉面

原料 荞麦面条100克，熟牛肉60克，胡萝卜、西蓝花、黄瓜、豆干各30克

调料 盐2克，鸡粉2克，生抽4毫升

做法
①黄瓜洗净切丝；豆干切丝；胡萝卜洗净切丝；熟牛肉切片；西蓝花洗净切块，备用。
②锅中加水煮沸，放荞麦面条，搅匀后煮至面条熟透，捞出过凉水装盘。
③用油起锅，放入备好的食材，加鸡粉、盐、生抽炒匀，放入凉面盘中即可。

温馨提示 经常腹泻者及癌症、肿瘤患者应少食或不食。

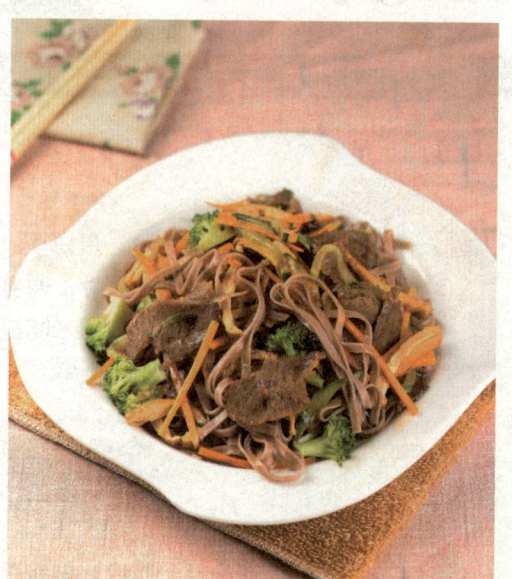

对症食疗
荞麦粳米豆浆

原料 黄豆50克，荞麦30克，粳米20克

调料 白糖适量

做法
①黄豆泡软，捞出洗净；粳米、荞麦淘洗干净，用清水浸2小时。
②将泡洗好的原材料放入豆浆机中，加入适量水。
③搅打成豆浆，煮沸后滤出，加适量的白糖拌匀即可。

温馨提示 糖尿病患者、便秘者、消化不良者、腹胀者不宜食用。

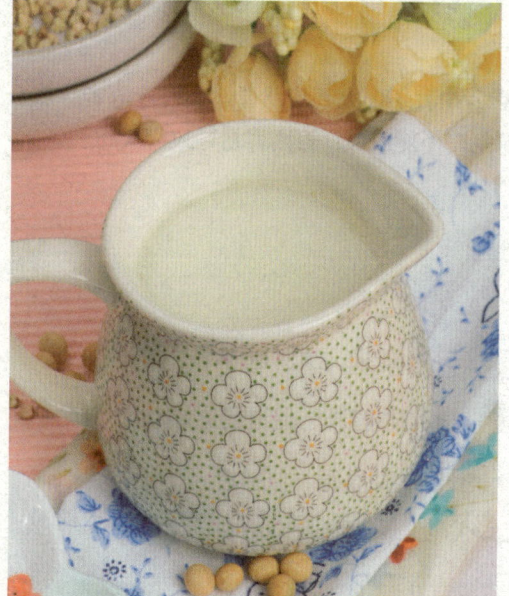

041

便秘中医食养方

粳 米

别 名	大米、硬米
热 量	343千卡/100克
适用量	每日50～250克

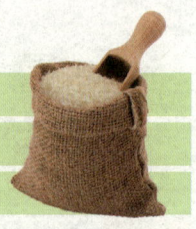

【性味归经】性平，味甘；归脾、胃经　【适合证型】脾胃不和，大肠失运

利便原理　粳米含淀粉、蛋白质、脂肪，尚含少量B族维生素，能补脾胃，养五脏，壮筋骨，通血脉，益精强志。粳米中含粗纤维分子，有助胃肠蠕动。粳米能提高人体免疫功能，促进血液循环，从而减少患高血压的概率。

选购保存　选购粳米时应以颗粒整齐、富有光泽、比较干燥、无米虫、无沙粒、米灰极少、碎米极少、闻之有股清香味者为佳。用木质有盖容器装盛，置于阴凉、干燥、通风处保存。

食用注意　糖尿病、更年期综合征患者中有阴虚火旺症状者、痈肿疔疮者、热毒炽盛者忌食。用粳米煮粥时不能放碱，否则容易导致脚气病。

相宜搭配

宜：粳米+牛奶→→补虚损、润肠道

宜：粳米+油菜→→清热健脾、促进肠道蠕动

宜：粳米+菟丝子→→补虚损、益脾胃

宜：粳米+松子仁→→健脾胃、益肝肾

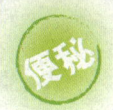

可改善便秘症状的食材、中药材

柑橘芝麻粳米羹

原料 粳米80克，柑橘20克，葱花、熟芝麻各少许

调料 盐2克

做法

①粳米泡发洗净；柑橘去皮洗净，剥成瓣；葱洗净，切花，均放置备用。

②锅置火上，注入水，加入粳米，煮至熟后，加入柑橘同煮。

③用小火煮至呈浓稠状时，盛出装碗，调入盐，撒上葱花、熟芝麻即可。

功效 风寒咳嗽、咳嗽痰多者不宜食用。

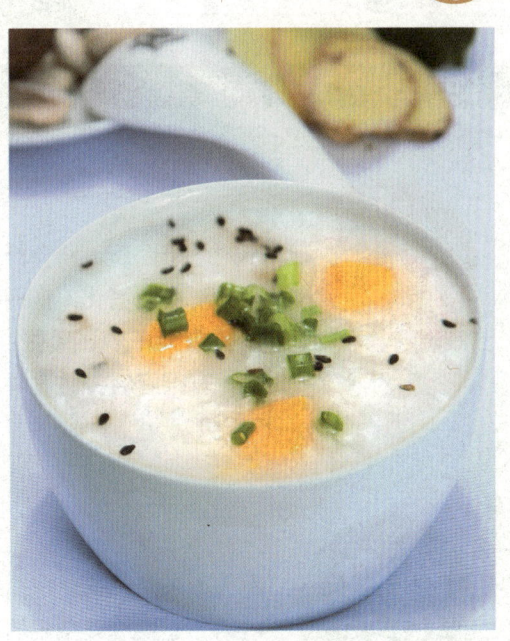

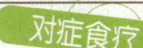

豌豆玉米胡萝卜饭

原料 粳米100克，豌豆50克，玉米1根，胡萝卜1根，红柿子椒1个

调料 盐3克，蒜末、橄榄油各适量

做法

①粳米洗净，煮成饭；豌豆洗净蒸熟；胡萝卜洗净，去皮，蒸熟，切块。

②玉米洗净，蒸熟，剥成粒；柿子椒洗净，切成粒，炒熟。

③橄榄油热锅，加蒜末爆香，入蔬菜炒匀，再加粳米炒匀，最后加适量盐调味即可。

功效 孕妇、腹痛喜按者、畏寒怕冷者、大便稀溏者不宜多吃。

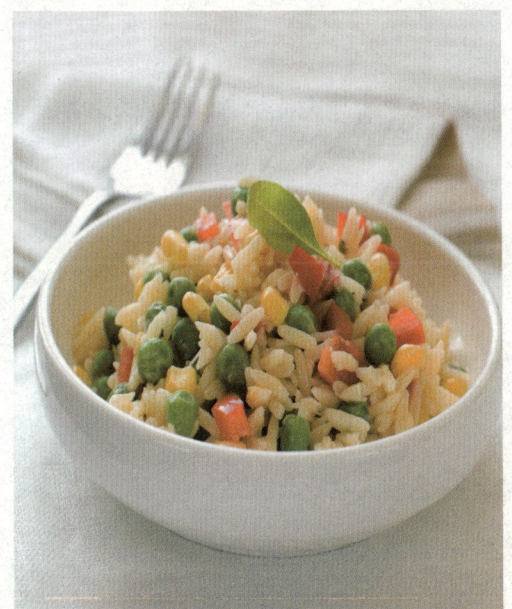

便秘中医食养方

小米

别　名	粟米、秫子、黏米、粟谷
热　量	358千卡/100克
适用量	每日50~250克

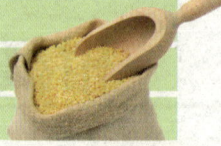

【性味归经】性凉，味甘、咸；归脾、肾经　　【适合证型】脾胃不和，大肠失运

利便原理　小米含蛋白质、膳食纤维和维生素等物质，人体对其消化吸收率高，可避免消化不良而造成的便秘；其含有大量碳水化合物，对缓解精神压力、紧张、便秘等症状有调理作用。小米含铁量突出，有很好的补血效果，还有健脾、和胃、安眠等功效。

选购保存　购买小米应首选正规商场或较大的超市，宜购买米粒大小、颜色均匀、无虫、无杂质的小米，以皮薄米实、颜色金黄、无杂质者为佳。用密封容器装，置于通风、阴凉处，以免发霉、虫蛀。

食用注意　身体容易畏寒怕冷者、小便多且伴有尿频症状者、糖尿病患者应少食。

搭配宜忌
- 宜：小米+大米 → 营养互补、调理肠胃
- 宜：小米+黄豆 → 健脾和胃、益气宽中
- 忌：小米+杏仁 → 易使人呕吐、泄泻
- 忌：小米+虾皮 → 易致人恶心、呕吐

可改善便秘症状的食材、中药材

对症食疗
小米豆浆

原料 小米50克，黄豆50克

调料 冰糖适量

做法

① 黄豆、小米洗净，用清水浸泡至发软。

② 将黄豆、小米放入豆浆机中，加水搅打成豆浆，并煮沸。

③ 滤出豆浆，趁热加入冰糖拌匀即可。

温馨提示 消化功能不良、胃脘胀痛、腹胀等有慢性消化道疾病的人应尽量少食；慢性肠炎、夜尿频多、遗精患者忌食。

对症食疗
红薯小米粥

原料 红薯20克，小米90克

调料 白糖适量

做法

① 红薯去皮洗净，切成小块；小米泡发洗净。

② 锅置火上，注入清水，放入小米，用大火煮至米粒绽开。

③ 放入红薯，用小火煮至粥浓稠时，调入白糖入味即可。

温馨提示 湿热偏重、腹部胀痛、消化不良者慎食。

便秘中医食养方

黄豆

别 名	大豆、黄大豆
热 量	359千卡/100克
适用量	每日70克左右为宜

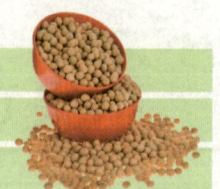

【性味归经】性平，味甘；归脾、大肠经　【适合证型】脾胃积热，大肠燥结

利便原理
黄豆有健脾、益气、宽中、润肠的功效，其所含可溶性纤维具有通便作用，可缓解或预防便秘症状。黄豆中的卵磷脂可除掉附在血管壁上的胆固醇，防止血管硬化，预防心血管疾病，保护心脏；所含的皂苷有明显的降血脂作用，可抑制体重增加。

选购保存
外观颗粒饱满、大小颜色一致、无杂色、无霉烂、无虫蛀、无破皮的是好黄豆，以豆粒饱满完整、颗粒大、金黄色者为佳。将黄豆晒干，再用塑料袋装起来，置于阴凉、干燥、通风处保存，并要防鼠、防霉变。

食用注意
消化功能不良者、胃脘容易胀痛者等有慢性消化道疾病的人应尽量少食；同时，患有严重肝病、肾病、痛风、消化性溃疡、动脉硬化的人、低碘者和对黄豆过敏者应禁食。

搭配宜忌
宜：黄豆+粳米 → 促消化、助营养
宜：黄豆+茄子 → 润燥消肿
忌：黄豆+核桃 → 易导致腹胀、消化不良
忌：黄豆+猪血 → 易导致消化不良

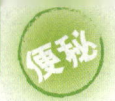

可改善便秘症状的食材、中药材

对症食疗

黄豆豆浆

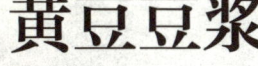

原料 黄豆100克

调料 冰糖适量

做法

①黄豆洗净，用清水浸泡至发软。

②将黄豆放入豆浆机中，加水搅打成豆浆，并煮沸。

③滤出豆浆，趁热加入冰糖拌匀。

温馨提示 腹泻、腹胀、慢性肠炎、夜尿频多、遗精患者忌食。

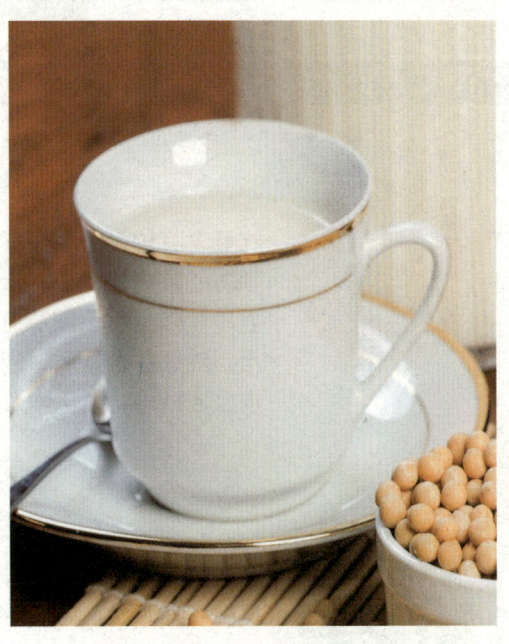

对症食疗

小米黄豆粥

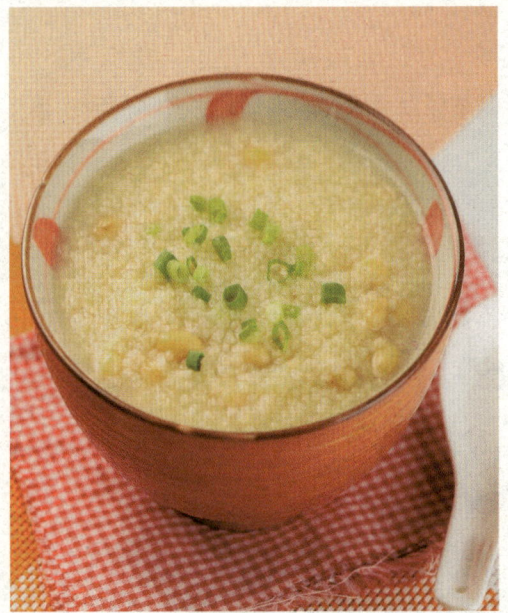

原料 小米50克，水发黄豆80克，葱花少许

调料 盐2克

做法

①砂锅中加水适量，煮沸，倒入洗净的黄豆，再加入泡发好的小米，搅匀煮沸，小火煮30分钟至小米熟软。

②揭开锅盖，搅拌一会儿，以免粘锅。

③加入适量盐，快速拌匀至入味，装碗，撒上葱花即可。

温馨提示 严重肝病、肾病、痛风、消化性溃疡患者以及对黄豆过敏者禁食。

便秘中医食养方

红豆

别　名	赤小豆、红小豆、红饭豆、朱小豆
热　量	309千卡/100克
适用量	每日50克左右为宜

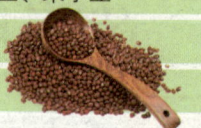

【性味归经】性平，味甘、酸；归心、小肠经　　【适合证型】脾胃湿阻，大肠不通

利便原理　红豆含有较多的皂角甙，有良好的利尿作用，能解酒、解毒，对预防心脏病和肾病、水肿有益；其中的膳食纤维有润肠通便、降血压、降血脂、调节血糖、解毒抗癌、预防结石、健美减肥的作用。红豆富含铁质，能让气色红润，多摄取红豆，还有补血、促进血液循环、强化体力、增强抵抗力的效果。

选购保存　选购豆类食物，以无虫蛀为主要参考内容。红豆以豆粒完整、颜色深红或红紫色、大小均匀、紧实皮薄者为佳。色泽越深表明含铁量越多，药用价值越高。红豆应用有盖的容器装好，以放于阴凉、干燥、通风处保存为宜。

食用注意　红豆有利水的功能，所以尿频以及尿多的人都应忌食。同时，被蛇咬者也不宜食用红豆。

搭配宜忌
宜：红豆+鸡肉 → 补肾滋阴、活血利尿
宜：红豆+醋 → 散血消肿、止血
忌：红豆+羊肝 → 易引起不良反应

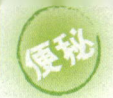

可改善便秘症状的食材、中药材

对症食疗
蜂蜜炼红豆

原料 红豆100克

调料 蜂蜜适量

做法

① 红豆洗净，加入清水泡至发软。

② 把红豆捞出，放进高压锅内用水蒸熟。

③ 把蒸熟的红豆放凉，浇上蜂蜜，即可食用。

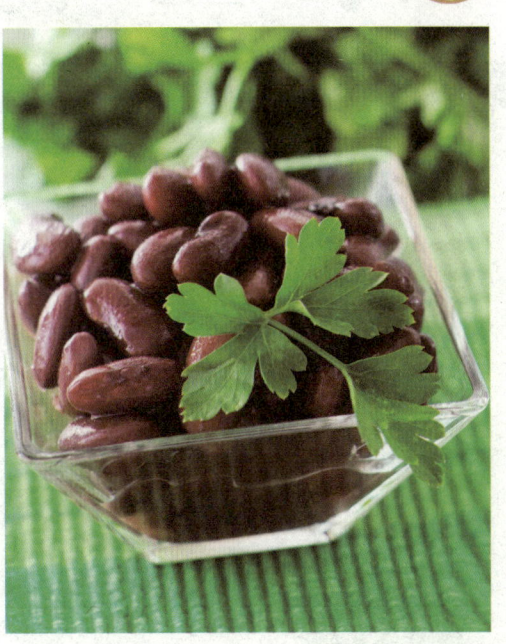

温馨提示 糖尿病患者，脾胃虚弱腹痛腹泻者，湿阻中焦脘腹胀满、苔厚腻者及婴儿均应忌食。

对症食疗
红豆杂粮饭

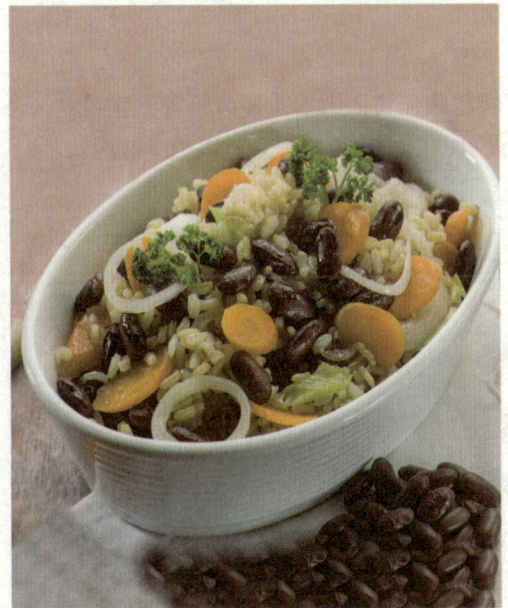

原料 粳米100克，红豆50克，洋葱半个，胡萝卜1根，西芹50克

调料 橄榄油适量，蒜末少许，盐适量

做法

① 粳米洗净，泡至发软后捞起，煮熟；红豆洗净，用清水泡至发软后蒸熟；西芹洗净，切成块，用橄榄油炒熟。

② 洋葱洗净切成丝，用橄榄油炒熟；胡萝卜洗净去皮，用橄榄油炒熟。

③ 在热锅上加橄榄油，加少许蒜末爆香；锅里放入上述蔬菜，翻炒均匀；最后加入米饭，翻炒均匀，加适量盐即可。

温馨提示 糖尿病患者、便秘者、消化不良者、腹胀者不宜食用。

便秘中医食养方

绿 豆

别　名	青小豆
热　量	316千卡/100克
适用量	每日40克左右

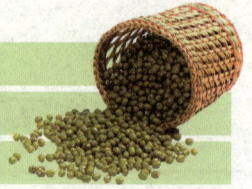

【性味归经】性凉，味甘；归心、胃经　　【适合证型】脾胃湿阻，大肠不通

利便原理

绿豆中富含蛋白质、淀粉、纤维素、磷脂、香豆素、生物碱、植物甾醇、皂苷等物质，具有清热解毒、促进消化、抗菌抑菌、降压降脂、滋补强身、调和五脏、利水消肿的食疗作用。绿豆还能防治脱发，使骨骼和牙齿坚硬。

选购保存

判断绿豆好坏的方法如下：一观其色，如是褐色，说明其品质已经变了；二观其形，如表面白点多，说明已被虫蛀。绿豆较易保存，用容器装好置于阴凉、通风、干燥处即可长时间存放。

食用注意

身体容易畏寒怕冷者、容易腹痛腹泻者、小便清长者不宜多食；痢疾患者忌食。服用中药补药时也不要吃绿豆，以免降低药效。

搭配宜忌

宜：绿豆+燕麦 → → 清热消肿、润肠通便
宜：绿豆+南瓜 → → 调理肠胃、促进消化
忌：绿豆+狗肉 → → 导致腹胀
忌：绿豆+西红柿 → → 易产生不良反应

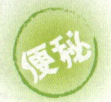

可改善便秘症状的食材、中药材

对症食疗

玉米绿豆糊

原料 粳米70克，玉米30克，绿豆30克

调料 蜂蜜适量

做法

①玉米洗净；粳米、绿豆洗净后用清水浸泡至发软。

②将所有原料放入豆浆机中，用豆浆机将其制作成粉糊，煮熟，加蜂蜜即可。

温馨提示 糖尿病患者、便秘者、消化不良者、腹胀者不宜食用。

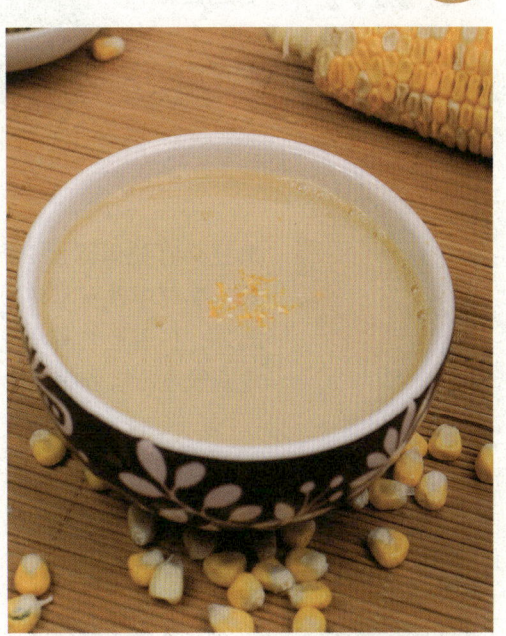

对症食疗

冰糖绿豆汤

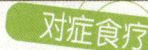

原料 绿豆100克

调料 冰糖适量

做法

①绿豆洗净，用清水泡至发软。

②把绿豆捞起，放入高压锅内，加入水，先用武火煮30分钟，再改用文火煮30分钟。

③除去绿豆汤上浮起的绿豆皮，在绿豆汤里加入冰糖，搅拌均匀即可食用。

温馨提示 糖尿病患者不宜多食；易泻者、体质虚弱或正在吃中药者忌食。

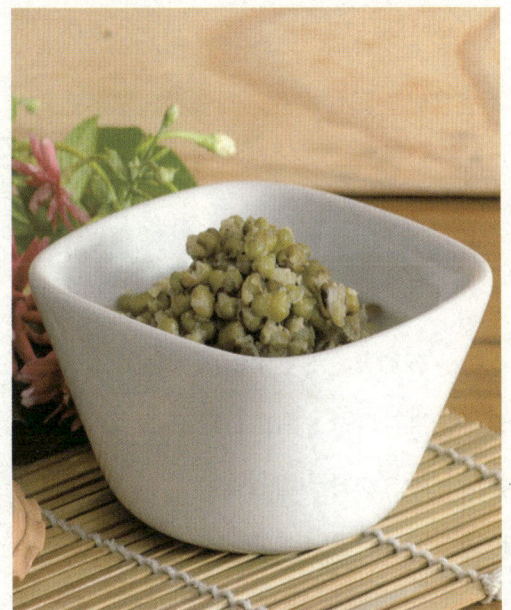

便秘中医食养方

黑豆

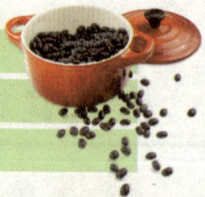

别　名	乌豆、黑大豆、稽豆、马料豆
热　量	381千卡/100克
适用量	每日30克左右为宜

【性味归经】性平，味甘；归心、肝、肾经　【适合证型】肾阳虚衰，大肠寒凝

利便原理

黑豆具有祛风除湿、调中下气、活血、解毒、利尿、明目等功效。黑豆中含有丰富的膳食纤维，可促进肠胃蠕动，预防便秘。此外，黑豆还含有丰富的维生素E，能清除体内的自由基，减少皮肤皱纹，有养颜美容的功效。

选购保存

选购黑豆时，以豆粒完整、大小均匀、颜色乌黑者为好。由于黑豆表面有天然的蜡质，会随存放时间的长短而逐渐脱落，所以，表面有研磨般光泽的黑豆很可能是不新鲜的，最好不要选购。黑豆宜存放在密封罐中，置于阴凉处保存，不要让阳光直射。

食用注意

儿童及肠胃功能不良者不宜多吃；消化不良、气管炎、尿毒症和疔疮患者忌食黑豆。

搭配宜忌

宜：黑豆+牛奶 → 有利吸收维生素B₁₂

宜：黑豆+红糖 → 滋补肝肾、活血行经

宜：黑豆+高粱 → 顺气益肾、增强体力

忌：黑豆+蓖麻子 → 易产生不良反应

什锦杂粮豆

对症食疗

原料 黑豆60克，黄豆60克，红豆50克，生菜1棵，菠萝50克

调料 橄榄油、蜂蜜各适量

做法

① 黑豆、黄豆、红豆洗净，用清水泡至发软，放入高压锅内，加水煮熟。

② 生菜洗净后切丝；菠萝去皮，在淡盐水中泡10分钟，切成丁。

③ 把所有食材混合均匀，浇上橄榄油、蜂蜜后再混合均匀，即可食用。

温馨提示 消化功能不良、胃脘胀痛、腹胀等患有慢性消化道疾病的人应尽量少吃。

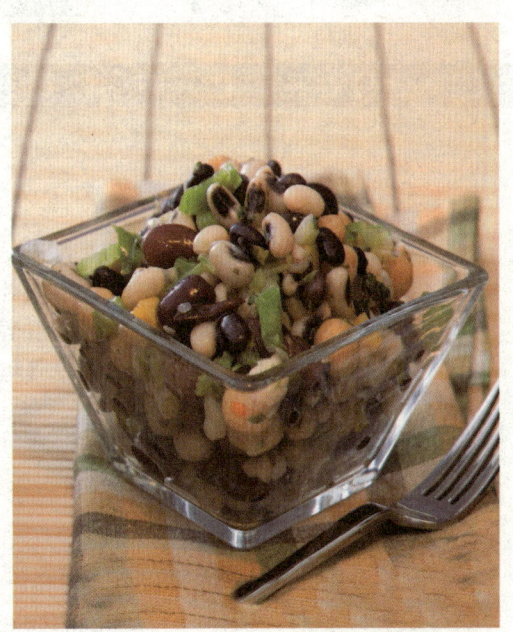

黑豆时蔬沙拉

对症食疗

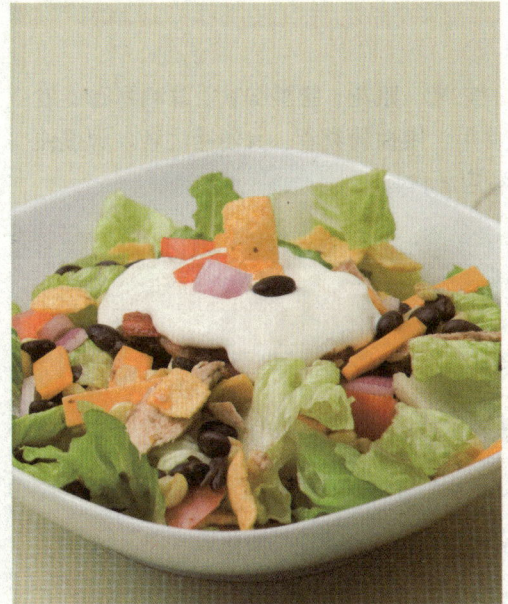

原料 黑豆80克，白菜100克，木瓜50克，西红柿1个

调料 橄榄油、蜂蜜、沙拉酱各适量

做法

① 黑豆洗净，用清水泡至发软，捞起，放入蒸锅蒸熟，再加入蜂蜜拌匀。

② 白菜洗净后切丝；木瓜洗净去皮，切成片；西红柿洗净，切成块。

③ 把所有食材一起放入盘子里，浇上橄榄油，拌匀，再加入沙拉酱即可。

温馨提示 孕妇、儿童、过敏体质者忌食。

便秘中医食养方

芝麻

别　名	胡麻、白麻
热　量	531千卡/100克
适用量	每日30克左右为宜

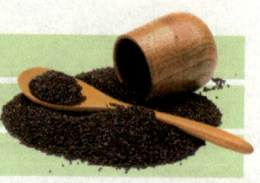

【性味归经】性平，味甘；归肝、肾、肺经　【适合证型】肾阴亏损，大肠失润

利便原理
芝麻含脂肪油、油酸、亚油酸、棕榈酸、花生酸、维生素E、叶酸、烟酸、蛋白质和多量钙等成分。具有滋补肝肾、补血明目、润燥滑肠、益肝养发、强身体、抗衰老的功效。可用于治疗身体虚弱、头晕耳鸣、头发早白、津液不足、血虚津亏、肠燥便秘等症。

选购保存
选购芝麻以色泽鲜亮、纯净、外观大而饱满、皮薄、嘴尖而小者为佳。贮存芝麻的储存容器密封性要好，应放在阴凉干燥的地方，并且避免阳光直射。如将芝麻炒熟晾干。

食用注意
芝麻适宜肝肾不足所致的眩晕、眼花、腰酸腿软、耳鸣耳聋、发枯发落、头发早白之人食用。慢性肠炎者、大便溏泻者、脾虚便溏者、男子阳痿及遗精者应忌食。

搭配宜忌
宜：芝麻+核桃 → → 养血乌发、调理肠道
宜：芝麻+红糖 → → 补血活血、调治便血
宜：芝麻+冰糖 → → 润肺生津
忌：芝麻+巧克力 → → 影响吸收、消化

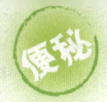

可改善便秘症状的食材、中药材

芝麻拌黄瓜

原料 黄瓜1根，芝麻1汤勺，辣椒适量

调料 橄榄油、蜂蜜各适量

做法

①黄瓜洗净，切成片。

②在热锅内加入橄榄油，稍微爆香辣椒，爆香后关火。

③把黄瓜片倒入锅内与橄榄油混合均匀，装盘，淋入蜂蜜拌匀，最后撒上芝麻即可。

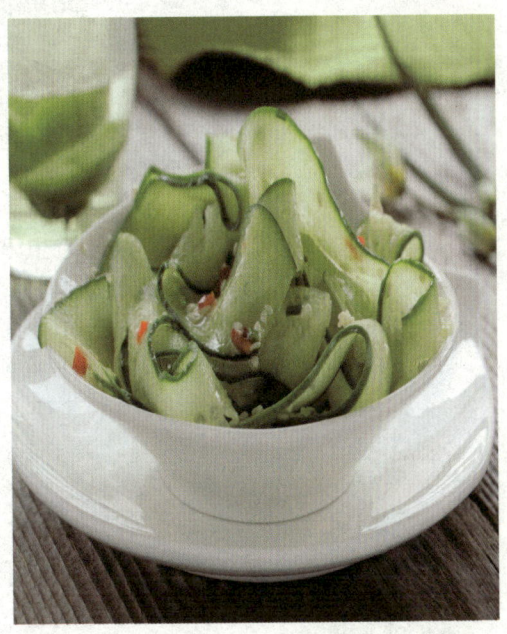

温馨提示 脾胃虚弱、腹痛腹泻、肺寒咳嗽者都应少食。

芝麻拌鸭肉

原料 鸭肉300克，芝麻2小勺，大葱、姜各适量

调料 橄榄油、盐各适量

做法

①鸭肉洗净，放入沸水中煮去血水，放凉，捞起沥干水分，去骨，切成块；大葱、姜均洗净切成丝。

②另起热锅，在锅内加入橄榄油，爆香姜丝后，加入肉块炒至九分熟。

③再加入蚝油继续翻炒，加入大葱，炒均匀，加入适量盐，撒上芝麻即可。

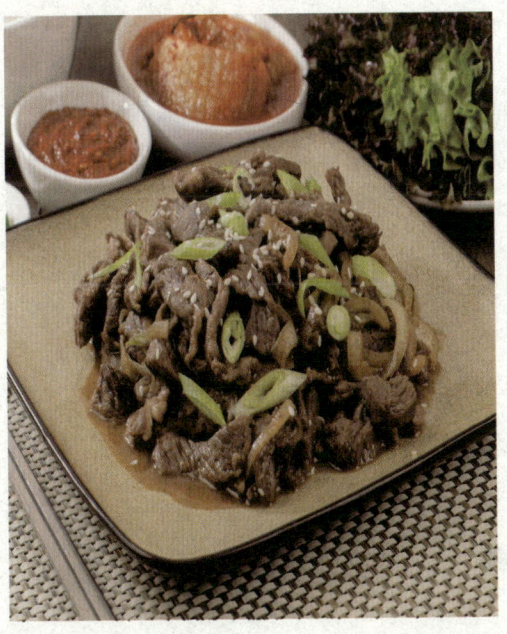

温馨提示 畏寒怕冷者、外感未清者、便泻肠风者都应少食。

便秘中医食养方

豆腐

别名	水豆腐、老豆腐
热量	81千卡/100克
适用量	常用量约70克

【性味归经】性凉，味甘；归脾、胃、大肠经　【适合证型】肺阴不足，大肠津枯

利便原理

豆腐能益气宽中，生津润燥，保护肝脏，促进机体代谢；人体对其的消化吸收率达95%以上，能促进吸收，减轻肠道的负担，从而起到利便的作用。豆腐中丰富的卵磷脂有益于神经、血管的发育生长；其中的豆固醇还能抑制胆固醇的吸收，常食可补中益气，清热润燥，生津止渴，清洁肠胃，预防心脑血管疾病。

选购保存

优质豆腐呈现均匀的乳白色或淡黄色，稍有光泽，切面比较整齐，无杂质，有弹性。质量差的豆腐色泽发深呈浅红色，无光泽。豆腐最好现买现吃，买回后应立刻浸泡于清水中，并置于冰箱中冷藏，待烹调前再取出。

食用注意

豆腐中含嘌呤较多，嘌呤代谢失常的痛风病人和血尿酸浓度增高的患者应忌食；胃寒易腹泻、腹胀、脾虚者以及常出现遗精的肾亏者也不宜多食。

搭配宜忌

宜：豆腐+金针菇 → 润肠助消化
宜：豆腐+萝卜 → 清热泻火、帮助消化
宜：豆腐+韭菜 → 防治便秘
忌：豆腐+菠菜 → 破坏营养素

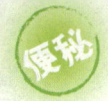
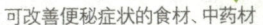

可改善便秘症状的食材、中药材

对症食疗

西红柿豆腐汤

原料 西红柿250克,豆腐2块,葱花适量

调料 盐3克,胡椒粉1克,生粉15克,味精1克,香油5克,食用油适量

做法

①豆腐切丁,西红柿焯水后切成粒,一起放入碗中,加胡椒粉、盐、味精、生粉拌匀。

②炒锅上火,放油烧至六成热,倒入豆腐、西红柿,翻炒至香。

③约煮5分钟后,撒上葱花,调入盐,淋上香油即可。

温馨提示 急性肠炎、菌痢及溃疡活动期病人忌食。

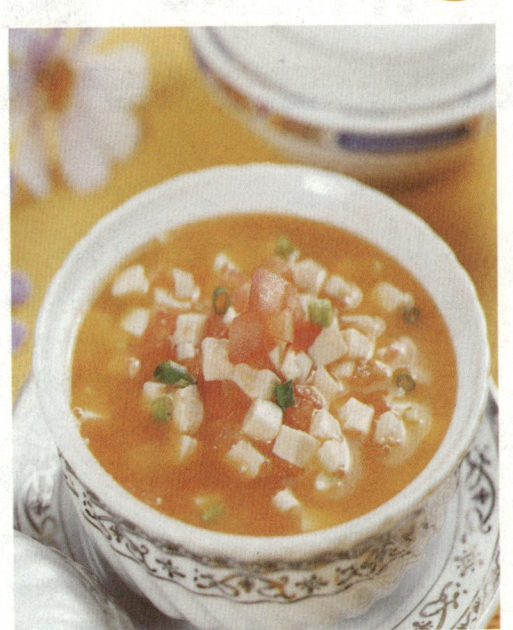

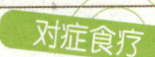

对症食疗

番茄酱烩豆腐

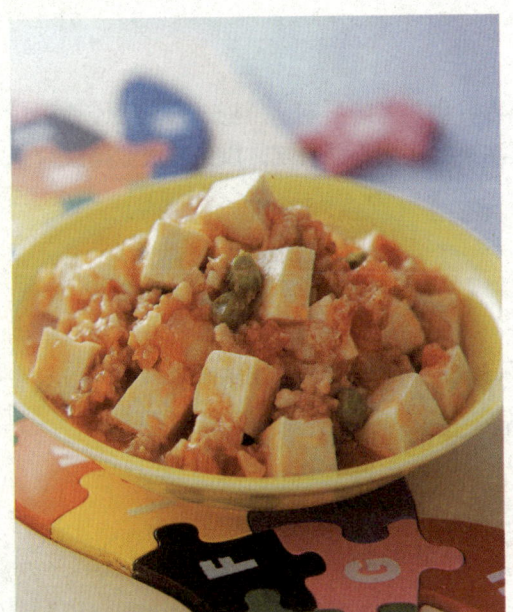

原料 豆腐、西红柿各150克,蘑菇50克,猪肉200克,番茄酱、豌豆、洋葱末各适量

调料 酱油、砂糖、盐、食用油各适量

做法

①豆腐放入盐水中焯烫后捞起切块;西红柿、蘑菇分别洗净,切末备用。

②热油锅,放适量橄榄油,加洋葱末炒香。

③倒入猪肉炒匀,再放豆腐、西红柿、蘑菇、豌豆、砂糖、水250毫升,煮滚至肉熟后,加入酱油、盐炒匀即可。

温馨提示 急性肠炎、菌痢、胃炎及胃溃疡患者忌食。

057

便秘中医食养方

油 菜

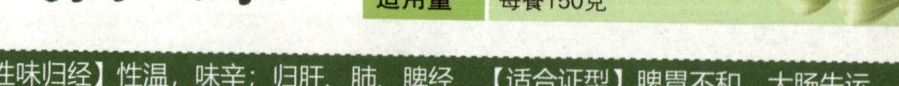

别 名	青江菜、上海青、油白菜、苦菜
热 量	23千卡/100克
适用量	每餐150克

【性味归经】性温，味辛；归肝、肺、脾经 　【适合证型】脾胃不和，大肠失运

利便原理　油菜具有活血化瘀、消肿解毒、促进血液循环、润肠通便、美容养颜、强身健体的功效。油菜中含有大量的植物纤维素，能促进肠道蠕动，增加粪便的体积，缩短粪便在肠腔中停留的时间，从而防治多种类型的便秘，预防肠道肿瘤。

选购保存　购买油菜时要挑选新鲜、油亮、无虫、无黄萎的嫩油菜，还要仔细观察菜叶的背面有无虫迹和药痕，以用两指轻轻一掐即断者为佳。冬天可用无毒塑料袋保存。油菜不宜长期保存，放在冰箱中可保存24小时左右。

食用注意　怀孕早期妇女、目疾患者、小儿麻疹后期、疥疮、狐臭等慢性病患者应少食。吃剩的熟油菜过夜后不能再吃，以免造成亚硝酸盐沉积，引发癌症。

搭配宜忌
- 宜：油菜+黑木耳 → 平衡营养、润肠通便
- 宜：油菜+豆腐 → 清肺止咳、滋润肠道
- 忌：油菜+螃蟹 → 引起中毒
- 忌：油菜+南瓜 → 降低食物的营养价值

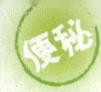

可改善便秘症状的食材、中药材

对症食疗

油菜汆猪肉丸

原料 猪肉丸150克，油菜160克，姜片、葱花各少许

调料 盐2克，鸡粉2克，胡椒粉适量

做法

①油菜洗净，去掉多余叶子；将已制好的猪肉丸洗净，切网格花刀。

②锅中加水煮沸，放姜片，倒入猪肉丸，小火煮至猪肉丸熟透。

③放入油菜拌匀，加盐、鸡粉、胡椒粉调味，撒上葱花即可。

温馨提示 顽固性皮肤瘙痒症患者及脾胃虚寒、寒湿重者忌食。

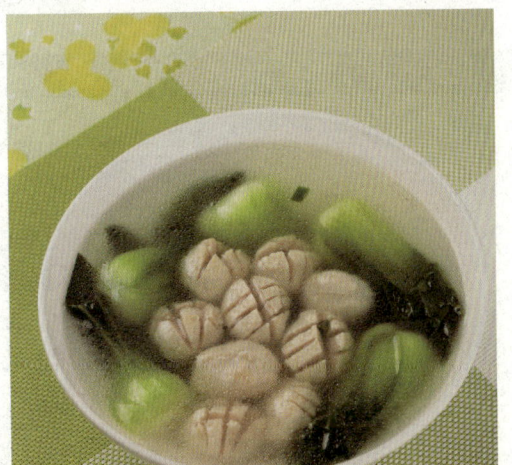

对症食疗

油菜炒木耳

原料 油菜300克，黑木耳200克

调料 盐、鸡精各适量

做法

①油菜洗净，切段；黑木耳泡发，洗净，撕成小朵。

②锅置火上，注入适量油烧热，放入油菜略炒，再加入黑木耳一起翻炒至熟。

③加入盐和鸡精调味，起锅装盘即可。

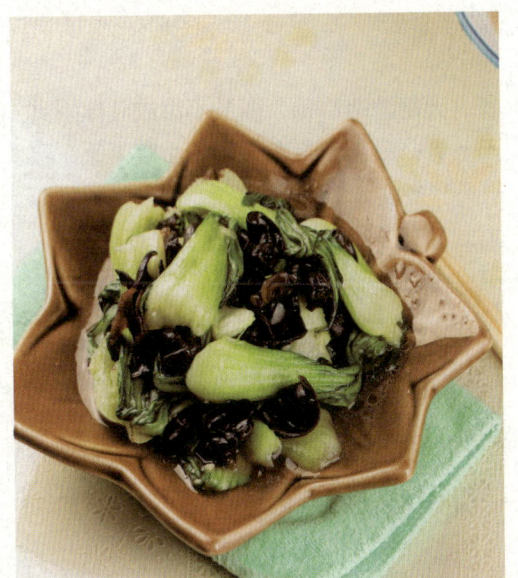

温馨提示 脾虚、消化不良及大便溏泻者慎食。

便秘中医食养方

小白菜

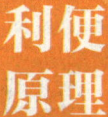

别　名	不结球白菜、青菜
热　量	15千卡/100克
适用量	每餐70克

【性味归经】性凉，味甘；归肺、胃、大肠经　　【适合证型】肝气郁结，大肠气滞

利便原理
小白菜含蛋白质、脂肪、糖类、膳食纤维、维生素B_1、维生素B_6、泛酸等成分，能通肠利胃，促进肠管蠕动，保持大便通畅，同时还能解热除烦，促进人体的新陈代谢，缓解精神紧张。小白菜中所含的矿物质能够促进骨骼的发育，加速人体的新陈代谢和增强机体的造血功能。

选购保存
新鲜的小白菜呈绿色，鲜艳而有光泽，无黄叶，无腐烂，无虫蛀。在选购时，如发现小白菜颜色暗淡、无光泽，夹有枯黄叶、腐烂叶，并有虫斑，则为劣质小白菜。小白菜因质地娇嫩，容易腐烂变质，一般是随买随吃。如保存在冰箱内，至多能保鲜1～2天。

食用注意
腹胀腹痛者、口泛清水者、大便溏薄清稀、四肢不温或肢体困重者，或周身浮肿、小便不利者，或白带量多质稀、小腹下坠、腰腹酸沉、大便溏薄者，均不宜多食。

搭配宜忌
宜：小白菜+虾皮 → 营养搭配合理且丰富
宜：小白菜+猪肉 → 营养搭配合理且丰富
忌：小白菜+兔肉 → 易引起腹泻

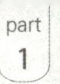 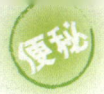

可改善便秘症状的食材、中药材

对症食疗
小白菜拌牛肉末

原料 牛肉100克，小白菜160克，高汤100毫升

调料 盐少许，白糖3克，番茄酱15克，料酒、水淀粉、食用油各适量

做法

①洗好的小白菜切段，洗净的牛肉切碎，剁成肉末；锅中注水烧开，加盐，放小白菜焯水至熟透，捞出装盘。

②另起油锅，倒牛肉末炒匀，淋料酒，加高汤、番茄酱、盐、白糖调味，水淀粉勾芡，将牛肉末盛在装好盘的小白菜上即可。

温馨提示 大便稀薄者、脾胃虚寒者及肝病、肾病患者忌食。

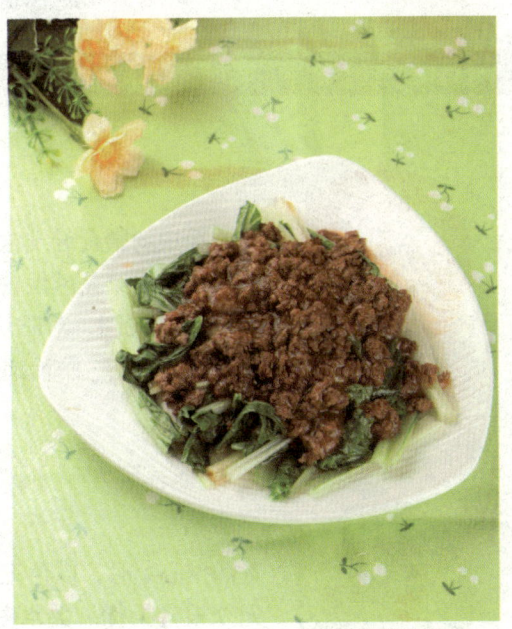

对症食疗
芝麻炒小白菜

原料 小白菜500克，白芝麻15克

调料 盐2克，姜丝、食用油各适量

做法

①放少许白芝麻到锅里，锅热了转小火，不断地炒芝麻，等到它的香味出来时盛盘。

②小白菜洗净，锅加油烧热，放姜丝炝锅，再放入小白菜，猛火快炒，然后放盐调味。

③等菜熟的时候把准备好的白芝麻放下去，再翻炒两下即可出锅。

温馨提示 慢性肠炎患者、大便不成形者应忌食。

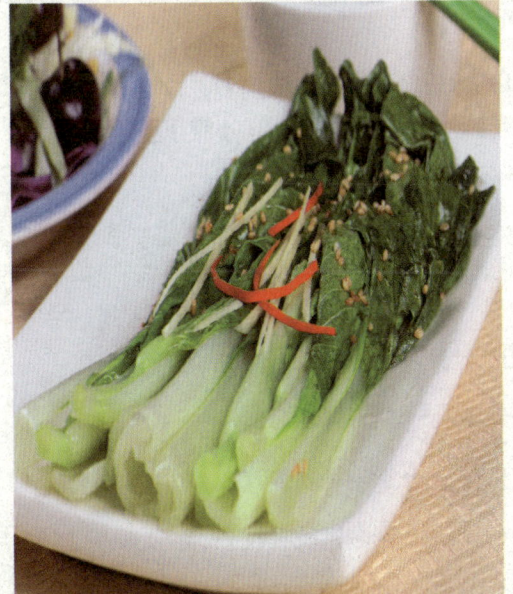

便秘中医食养方

空心菜

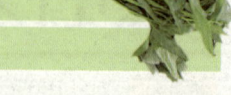

别 名	藤藤菜、通心菜、无心菜
热 量	20千卡/100克
适用量	每餐50克

【性味归经】性平，味甘；归肝、大肠、小肠经　【适合证型】脾胃不和，大肠失运

利便原理
空心菜中的膳食纤维含量较丰富，具有促进肠蠕动、通便解毒的作用。空心菜是碱性食物，食后可降低肠道的酸度，预防肠道内的细菌群失调，对防癌有益。夏季经常吃空心菜，可以防暑解热、凉血排毒、防治痢疾。

选购保存
选购空心菜时，以色正、鲜嫩、茎条均匀、无枯黄叶、无病斑、无须根者为优。失水萎蔫、软烂、长出根的为次等品，不宜购买。空心菜不耐久放，如想保存较长的时间，可选购带根的空心菜，放入冰箱中冷藏，可维持5~6天。

食用注意
空心菜性寒滑利，所以，体质虚弱、腹胀腹痛者，口泛清水者，大便溏薄清稀、小便不利者，白带量多质稀、小腹下坠、腰腹酸沉者，均不宜多食。

搭配宜忌
宜：空心菜+橄榄油 → → 防止老化
宜：空心菜+尖椒 → → 解毒降压
忌：空心菜+牛奶 → → 影响钙质吸收
忌：空心菜+酸奶 → → 影响钙质吸收

可改善便秘症状的食材、中药材

对症食疗

砂锅虾酱空心菜

原料 空心菜500克，虾酱5克，蒜、姜各适量

调料 盐、鸡精、白糖、食用油各适量

做法

①空心菜去根、叶洗净，留梗切长段；姜去皮，洗净切丝；蒜剥去皮，洗净切粒。

②砂锅上火烧热，放入油，加入蒜粒、姜丝、虾酱炒香。

③放进洗净的空心菜梗，翻炒至空心菜熟，加入调料拌匀即可出锅。

温馨提示 体质虚弱者、腹痛者及大便清稀、四肢浮肿、畏寒喜暖者应忌食。

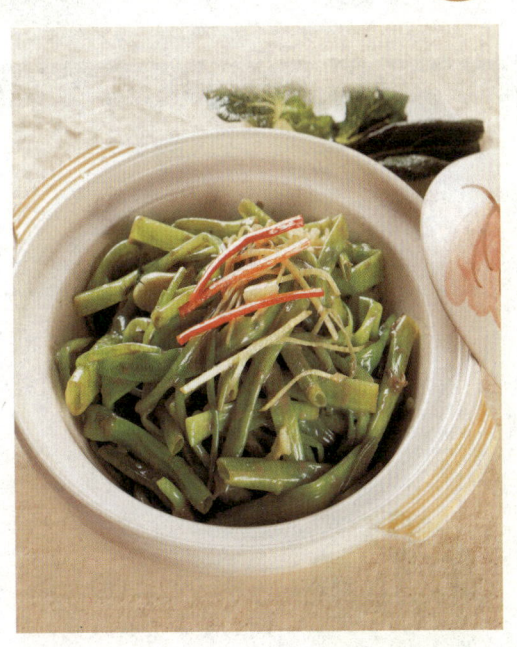

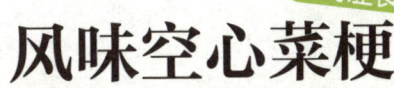

对症食疗

风味空心菜梗

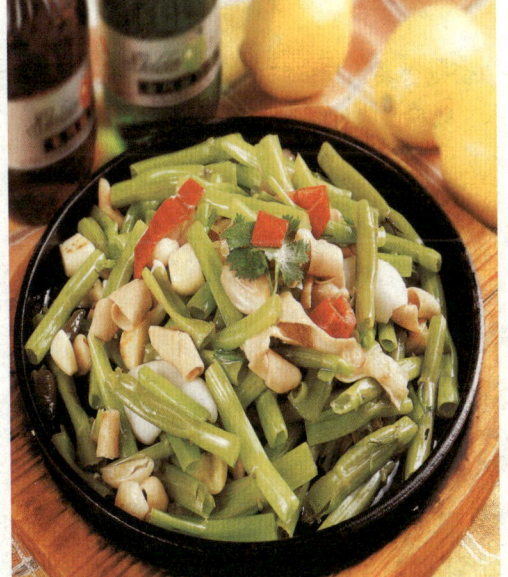

原料 空心菜梗350克，鸭肠100克，红椒50克，大蒜10克

调料 盐、鸡精、食用油各适量

做法

①空心菜梗洗净，切段；鸭肠洗净，用盐和料酒提前腌渍一段时间；红椒洗净，切圈；大蒜洗净，切丁。

②锅注油烧热，放入鸭肠爆炒，装盘备用；锅再注油烧热，放入大蒜爆香，再倒入空心菜梗翻炒，加入红椒一起炒至熟。

③加盐和鸡精调味，起锅装盘即可。

温馨提示 体质虚弱、大便清稀、四肢浮肿、畏寒喜暖者及大便溏泄者忌食。

便秘中医食养方

苋 菜

别　　名	长寿菜、刺苋菜、野苋菜、雁来红
热　　量	25千卡/100克
适用量	每餐80克

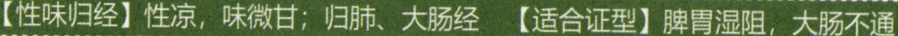

【性味归经】性凉，味微甘；归肺、大肠经　【适合证型】脾胃湿阻，大肠不通

利便原理
苋菜富含纤维素，常食可减肥轻身，促进排毒，防止便秘。苋菜含丰富的铁、钙和维生素K，能促进凝血，增加血红蛋白含量，并能提高携氧能力，促进造血等功能。苋菜还含易被人体吸收的钙质，促进牙齿和骨骼生长。

选购保存
苋菜以叶片大而完整、较嫩、紫红色较好，萎烂的苋菜则不宜选购。苋菜不耐久放，最好尽快吃完。短期存放可用保鲜膜包裹或放入保鲜袋，置于冰箱中保存2～3天。

食用注意
苋菜不宜一次食入过多，否则容易引起皮肤方面的疾患；肠胃不适、消化不良、腹部胀满、肠鸣、大便稀薄者不宜多吃。

搭配宜忌
- 宜：苋菜+猪肝 → 增强免疫力
- 宜：苋菜+鸡蛋 → 滋阴润燥
- 忌：苋菜+菠菜 → 降低营养价值
- 忌：苋菜+甲鱼 → 易引起中毒

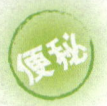

可改善便秘症状的食材、中药材

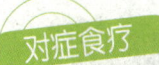

苋菜银鱼汤

原料 苋菜150克，水发银鱼30克，姜片少许

调料 盐少许，鸡粉2克，料酒适量

做法

①洗净的苋菜切段；将银鱼处理干净后，入水稍微浸泡。

②用油起锅，放姜片爆香，倒入泡好的银鱼，淋料酒，放苋菜段翻炒。

③倒入适量清水，大火煮沸，煮约2分钟至熟，加盐、鸡粉调味即可。

温馨提示 消化不良、腹胀肠鸣者应忌食。

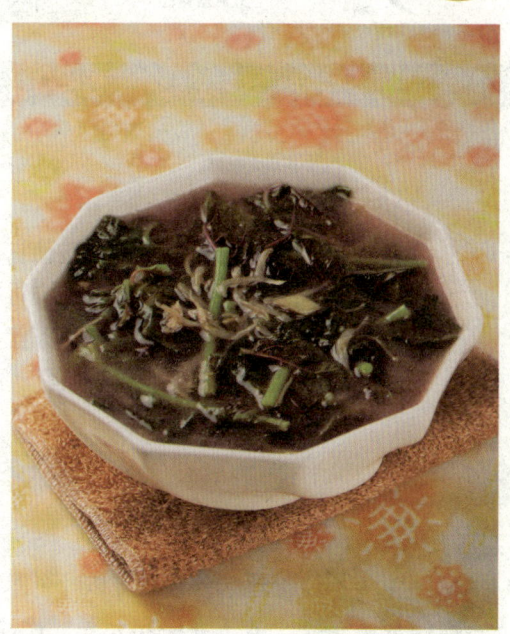

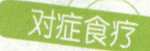

绿豆苋菜枸杞粥

原料 大米、绿豆各40克，苋菜30克，枸杞5克

调料 冰糖适量

做法

①大米、绿豆均泡发洗净；苋菜洗净，切碎；枸杞洗净，备用。

②锅置火上，倒入清水，放入大米、绿豆、枸杞煮至开花。

③待煮至浓稠状时，加入苋菜、冰糖稍煮即可。

温馨提示 脾胃虚寒、消化不良、腹胀肠鸣者应忌食。

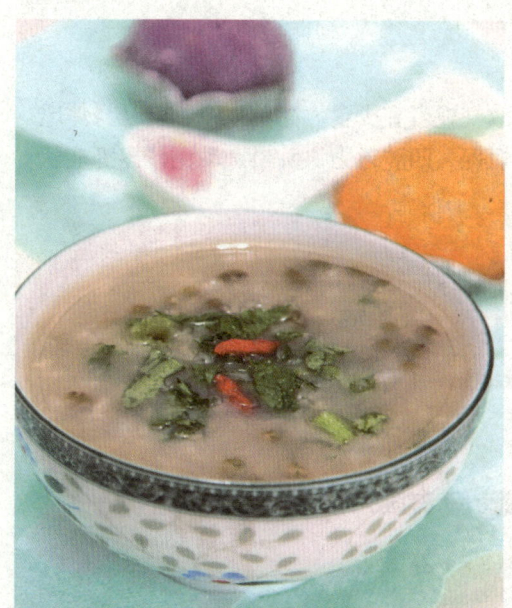

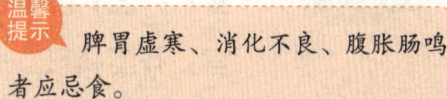

便秘中医食养方

芥蓝

别　名	白花芥蓝
热　量	19千卡/100克
适用量	每餐100克

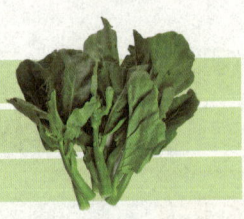

【性味归经】 性平，味甘；归肝、胃经　　**【适合证型】** 脾胃湿阻，大肠不通

利便原理

芥蓝含有机碱，这使它带有一定的苦味，能刺激人的味觉神经，增进食欲，还可加快胃肠蠕动，有助消化。它还含有大量膳食纤维，能防止便秘。芥蓝具有利尿化痰、解毒祛风、清心明目、降低胆固醇、软化血管、预防心脏病的作用。

选购保存

选购芥蓝时应以叶色翠绿、柔嫩、薹茎新嫩、无虫害者为佳。芥蓝不宜保存太久，建议购买后尽快食用。购买后宜放入冰箱冷藏，能适当延长保存时间。

食用注意

芥蓝会耗人"真气"，故气虚者宜少食。简单来说，就是身体虚弱且有面色苍白、呼吸短促、四肢乏力、头晕、动则汗出等症状者应少食。

相宜搭配

宜：芥蓝+西红柿 → → 有一定的抗癌功效

宜：芥蓝+山药 → → 消暑

宜：芥蓝+牛肉 → → 有助于人体补充蛋白质

宜：芥蓝+虾仁 → → 养胃

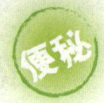

可改善便秘症状的食材、中药材

对症食疗

芥蓝炒冬瓜

【原料】芥蓝80克，冬瓜100克，胡萝卜40克，木耳35克，姜片、蒜末、葱段各少许

【调料】盐4克，鸡粉2克，料酒4毫升，水淀粉、食用油各适量

【做法】

①胡萝卜洗净切片；洗好的木耳切片；去皮洗好的冬瓜切片；洗净的芥蓝切段。

②分别入沸水中焯煮1分钟，捞出备用。

③用油起锅，放姜片、蒜末、葱段爆香，倒入焯好的食材翻炒，加盐、鸡粉，淋料酒，水淀粉勾芡即可。

【温馨提示】脾胃虚弱、肾脏虚寒、久病滑泄、阳虚肢冷者忌食。

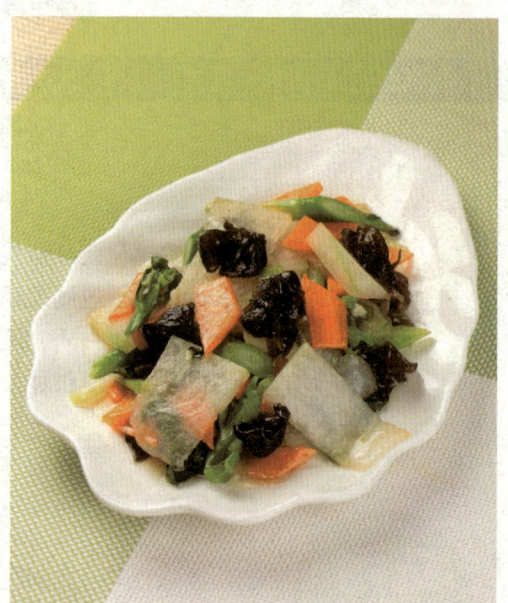

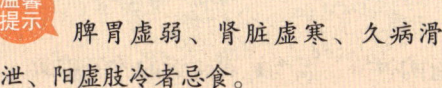

对症食疗

芥蓝腰果炒香菇

【原料】芥蓝130克，鲜香菇55克，炸腰果50克，红椒圈、姜片、蒜末各少许

【调料】盐3克，鸡粉少许，料酒4毫升，水淀粉、食用油各适量

【做法】

①香菇洗净切粗丝，芥蓝洗净切小段，分别入沸水中焯水至断生，捞出备用。

②用油起锅，放姜片、蒜末爆香，倒入食材翻炒，淋料酒，加盐、鸡粉、红椒圈翻炒至熟，水淀粉勾芡，倒入炸腰果炒均即可。

【温馨提示】腹泻者不宜食用；肺脓肿、慢性肠炎患者宜少食。

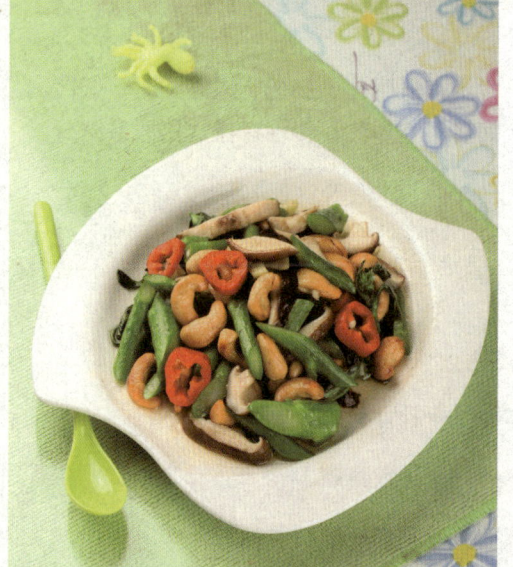

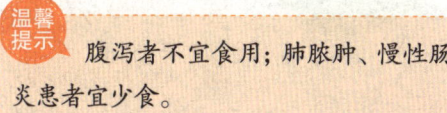

067

便秘中医食养方

竹笋

别　名	笋、闽笋
热　量	19千卡/100克
适用量	每餐50克

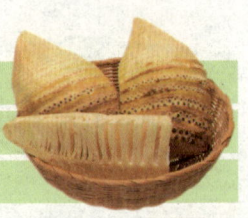

【性味归经】性微寒、味甘；归胃、大肠经　　【适合证型】肝火炽热，大肠受灼

利便原理
竹笋能清热化痰，益气和胃，利水道，助消化。竹笋含大量纤维素，不仅能促进肠道蠕动，还能去积食，防便秘。此外，竹笋不仅含有优质蛋白质，还含有一定量的在蛋白质代谢过程中占有重要地位的谷氨酸和对人体有重要作用的胱氨酸。

选购保存
选购要选竹笋节之间距离近的竹笋，因为距离越近的竹笋越嫩。以外壳色泽鲜黄或淡黄略带粉红、笋壳完整且饱满光洁者为佳。宜在低温条件下保存，但不能保存过久，否则质地变老，会影响口感。建议常温下最多保存一周。

食用注意
患有胃溃疡、胃出血、肾炎、肝硬化、肠炎、尿路结石、低钙、骨质疏松、佝偻病等疾病者不宜多吃；慢性肾炎、泌尿系结石、寒性疾病患者应忌食。

搭配宜忌
宜：竹笋+鸡肉 → → 暖胃益气
宜：竹笋+猪腰 → → 补肾利尿
忌：竹笋+羊肉 → → 导致腹痛
忌：竹笋+豆腐 → → 易形成结石

可改善便秘症状的食材、中药材

对症食疗

韭菜薹拌竹笋

原料 竹笋150克，韭菜薹50克

调料 盐、味精各适量

做法

①竹笋洗净切成条状；韭菜薹洗净切成段。

②将笋条和韭菜段依次下入沸水中焯熟，捞出沥干水分后装入碗内。

③加入所有调味料拌匀后装盘即可。

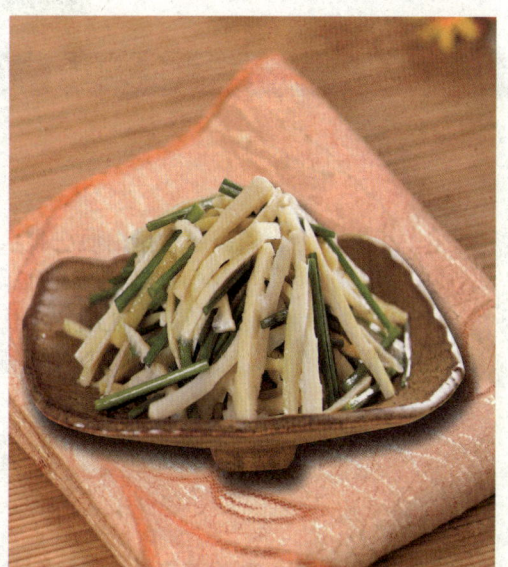

温馨提示 慢性肾炎、泌尿系结石、消化不良、肠胃功能较弱者慎食。

对症食疗

竹笋炒鳝段

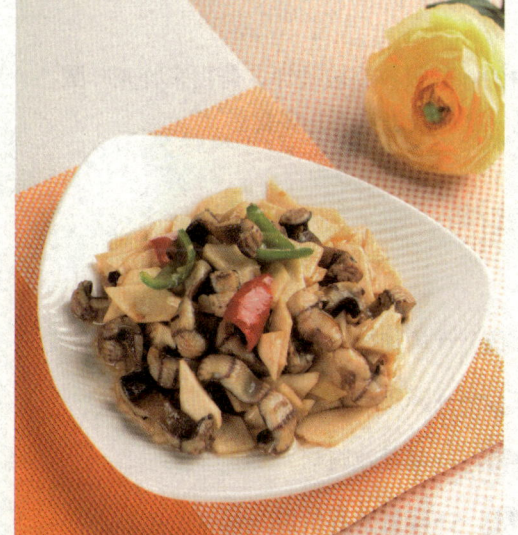

原料 鳝鱼肉130克，竹笋150克，青椒块、红椒块各30克，姜片、蒜末各少许

调料 盐3克，鸡粉2克，料酒5毫升，水淀粉、食用油适量

做法

①鳝鱼肉洗净切片，加盐、鸡粉、料酒、水淀粉腌渍，焯水；竹笋洗净切片，焯水。

②用油起锅，放姜片、蒜末爆香，倒入青红椒块翻炒，放竹笋片、鳝鱼片，淋料酒，加鸡粉、盐调味，水淀粉勾芡即可。

温馨提示 瘙痒性皮肤病、支气管哮喘、淋巴结核、红斑性狼疮患者忌食。

便秘中医食养方

芦笋

别　名	青芦笋
热　量	19千卡/100克
适用量	每餐50克

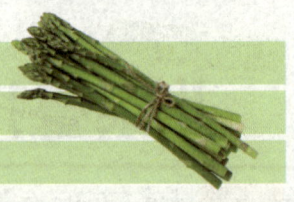

【性味归经】性凉，味苦、甘；归肺经　【适合证型】脾胃不和，大肠失运

利便原理
芦笋所含蛋白质、碳水化合物、多种维生素和微量元素的质量优于普通蔬菜，能增加食欲，帮助消化，在一定程度上能防治便秘。芦笋可使细胞生长正常化，具有防止癌细胞扩散的作用。经常食用芦笋对心血管病、肾炎、胆结石、肝功能障碍和肥胖均有疗效。

选购保存
选购芦笋，以全株形状正直、笋尖花苞（鳞片）紧密、不开芒、未长腋芽、没有水伤腐臭味、表皮鲜亮不萎缩、细嫩粗大者为佳。由于芦笋嫩茎冰点只有0.6℃，不耐低温，所以冷藏库的温度不能低于0℃，一般以0~2℃为宜。

食用注意
芦笋不宜生吃。芦笋中的叶酸很容易被破坏，若用来补充叶酸，应避免高温烹煮。痛风、糖尿病患者不宜多食。

搭配宜忌
宜：芦笋+沙拉 → 消除疲劳
宜：芦笋+冬瓜 → 降压降脂
忌：芦笋+羊肉 → 易导致腹痛
忌：芦笋+羊肝 → 降低营养价值

可改善便秘症状的食材、中药材

对症食疗
芦笋炒莲藕

原料 芦笋100克，莲藕160克，胡萝卜45克，蒜末、葱段各少许

调料 盐3克，鸡粉2克，水淀粉3克，食用油适量

做法
① 芦笋去皮，洗净切段；胡萝卜去皮，洗净切丁；莲藕去皮，洗净切丁；将以上食材分别焯至八成熟，捞出备用。
② 用油起锅，放蒜末、葱段爆香，放芦笋段、藕丁、胡萝卜丁翻炒，加适量盐、鸡粉炒匀调味，水淀粉勾芡即可。

温馨提示 痛风患者、脾胃消化功能低下者、大便溏泄者及产妇忌食。

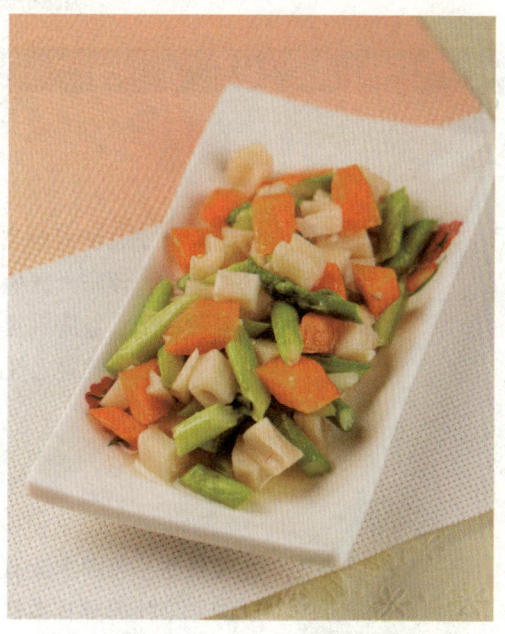

对症食疗
芦笋炒金针菇

原料 芦笋100克，金针菇100克，姜片、蒜末各少许

调料 盐2克，鸡粉少许，料酒4毫升，水淀粉、食用油各适量

做法
① 洗净的金针菇切去根部；洗净去皮的芦笋切段，入沸水中焯至断生，捞出备用。
② 用油起锅，放姜片、蒜末爆香，倒金针菇翻炒，放芦笋段，淋料酒炒香炒透，转小火，加盐、鸡粉调味，水淀粉勾芡即可。

温馨提示 痛风、糖尿病患者忌食。

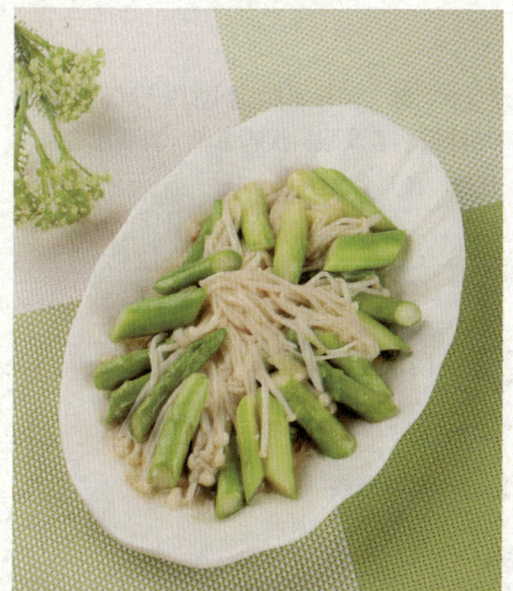

便秘中医食养方

韭菜

别　名	韭、丰本、扁菜、懒人菜、起阳草
热　量	26千卡/100克
适用量	每餐50克

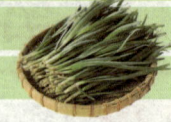

【性味归经】性温，味甘、辛；归肝、肾经　【适合证型】肾阳虚衰，大肠寒凝

利便原理
韭菜含有丰富的纤维素，每100克韭菜含15克纤维素，可以促进肠道蠕动，预防大肠癌的发生，又能减少胆固醇的吸收。韭菜具有温肾助阳、益脾健胃、行气理血、润肠通便的功效。多吃韭菜可养肝，增强脾胃之气。

选购保存
韭菜虽然一年四季皆有，但每个季节其特点不同，冬季到春季出产的韭菜叶肉薄且柔软，夏季出产的韭菜则叶肉厚且紧实。选购的时候，应选择韭菜上带有光泽且用手抓时叶片不会下垂、紧实而新鲜水嫩的。

食用注意
多食韭菜会导致人口气发臭和目眩。消化不良、阴虚内火旺盛、胃肠虚弱但体内有热、肠胃功能较弱者及眼科疾病患者、胃病患者忌食。患痈疽疮肿及皮癣、皮炎、湿毒者应少食。

搭配宜忌
宜：韭菜+豆腐　→　防治便秘
宜：韭菜+绿豆芽　→　通便补虚
忌：韭菜+蜂蜜　→　易导致腹泻
忌：韭菜+白酒　→　容易上火

葱油韭菜拌豆腐干

原料 韭菜400克，豆腐干200克，葱花10克

调料 盐、鸡精、老抽、香油、食用油各适量

做法

①韭菜洗净，切段；豆腐干洗净，切成细条均放置备用。

②炒锅加油烧至七成热，下入豆腐干翻炒，再倒入韭菜同炒至微软。

③加葱花、盐、鸡精、老抽和香油一起炒匀即可。

温馨提示 痛风、肾病、缺铁性贫血、腹泻患者及消化不良、肠胃功能较弱者慎食。

韭菜炒黄豆芽

原料 韭菜200克，黄豆芽200克，干辣椒40克、蒜蓉适量

调料 盐、食用油、香油、鸡精各适量

做法

①韭菜洗净，切段；黄豆芽洗净，沥干水分；干辣椒洗净，切段均放置备用。

②锅加油烧热，放入干辣椒和蒜蓉炒香，倒入黄豆芽翻炒，再倒入韭菜一起炒至熟。

③加入适量香油、盐、鸡精炒匀，装盘即可。

温馨提示 消化不良、慢性腹泻、脾胃虚寒者慎食。

便秘中医食养方

洋葱

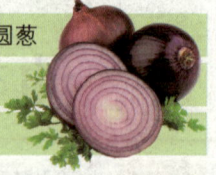

别　名	玉葱、葱头、洋葱头、圆葱
热　量	39千卡/100克
适用量	每餐50克

【性味归经】 性温，味甘、微辛；归肝、脾、胃经　　**【适合证型】** 中气下陷，大肠气滞

利便原理
洋葱所含的挥发成分有较强的刺激食欲、帮助消化、促进吸收等功能，对调理便秘有一定促进作用；其所含蛋白质及各种无机盐、维生素等营养成分对机体代谢起一定促进作用，能调节神经，增强记忆力；因其杀菌作用，洋葱还能预防感冒。

选购保存
要挑选球体完整、没有裂开或损伤、表皮完整光滑的洋葱。保存时，应将洋葱放入网袋中，悬挂在室内阴凉通风处，或者放在有透气孔的专用陶瓷罐中。

食用注意
凡有皮肤瘙痒性疾病或患有眼疾、胃病、咽部充血者忌食洋葱；肺胃发炎者、热病患者应少食。

搭配宜忌
- 宜：洋葱+大蒜 → 防癌抗癌
- 宜：洋葱+红酒 → 降血压、降血糖
- 宜：洋葱+鸡蛋 → 健胃养脾
- 忌：洋葱+蜂蜜 → 损害眼睛

part 1　part 2　便秘

可改善便秘症状的食材、中药材

对症食疗

洋葱排骨汤

原料 洋葱150克，排骨200克。

调料 盐、味精、姜片各适量

做法

①排骨洗净，砍成小段；洋葱洗净切片。

②将排骨段下入沸水中稍焯后，捞出。

③锅中加水烧开，下入排骨、洋葱、姜片一起炖熟后，调入盐、味精即可。

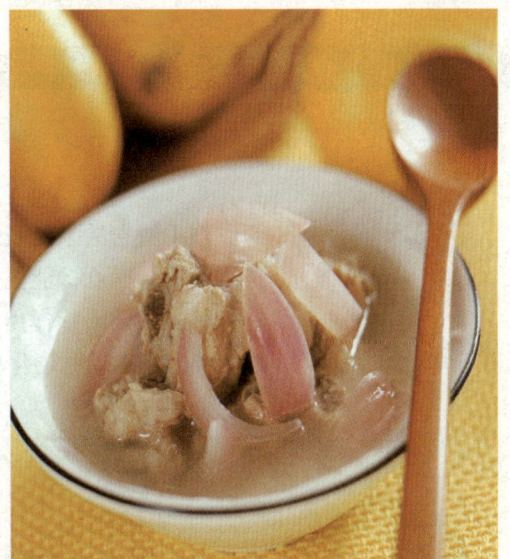

温馨提示 皮肤瘙痒性疾病、胃病、肺胃发炎者慎食。

对症食疗

洋葱炒芦笋

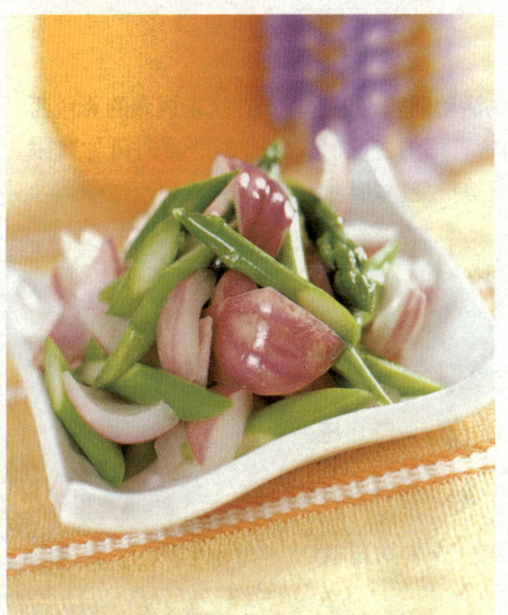

原料 洋葱150克，芦笋200克

调料 盐、味精、食用油各适量

做法

①芦笋洗净，切成斜段；洋葱洗净，切成片。

②锅中加水烧开，下入芦笋段稍焯水后捞出沥水。

③锅中加油烧热，下入洋葱爆炒香后，再下入芦笋稍炒，下入盐、味精炒匀即可。

温馨提示 皮肤瘙痒性疾病患者及胃病、痛风患者不宜多食。

075

便秘中医食养方

西红柿

别名	番茄、番李子、洋柿子
热量	19千卡/100克
适用量	每天吃2~3个

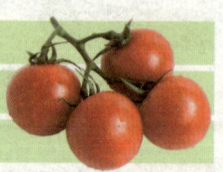

【性味归经】性凉，味甘、酸；归肺、肝、胃经　　【适合证型】肺热炽盛，大肠燥结

利便原理
西红柿中所含的果酸及纤维素具有助消化、润肠通便的作用，可防治便秘；西红柿能生津止渴，健胃消食，故对止渴、食欲不振有良好的辅助治疗作用；其富含的番茄红素，具有抗氧化功能，能防癌，且对动脉硬化患者有很好的食疗作用。

选购保存
自然成熟的西红柿周围有些绿色，捏起来很软，外观圆滑，透亮且无斑点，籽粒土黄色，肉质红色，沙瓤，多汁。以个大、饱满、色红成熟、紧实者为佳。常温下放置通风处能保存3天左右，放入冰箱冷藏可保存5~7天。

食用注意
急性肠炎、菌痢者及溃疡活动期病人忌食。不宜吃未成熟的青色西红柿，因为青色西红柿含有毒的龙葵碱，龙葵碱严重时可导致中毒。服用肝素、双香豆素等抗凝血药物的人群不宜食用西红柿。

搭配宜忌
- 宜：西红柿+芹菜 → 健胃消食
- 宜：西红柿+山楂 → 降血压
- 忌：西红柿+南瓜 → 降低食物营养
- 忌：西红柿+虾 → 食物过敏

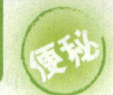

可改善便秘症状的食材、中药材

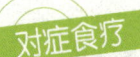

西红柿炒口蘑

原料 西红柿120克,口蘑90克,姜片、蒜末、葱段各适量

调料 盐4克,鸡粉2克,水淀粉、食用油各适量

做法

① 洗净的口蘑切片,入沸水中焯煮1分钟至熟,捞出备用;洗好的西红柿去蒂,切块。

② 用油起锅,放姜片、蒜末爆香,倒入口蘑拌炒匀,再加西红柿炒匀。

③ 放适量盐、鸡粉调味,水淀粉勾芡,撒上葱段即可。

温馨提示 痛风患者忌食;胃寒易腹泻、腹胀、脾虚者不宜多食。

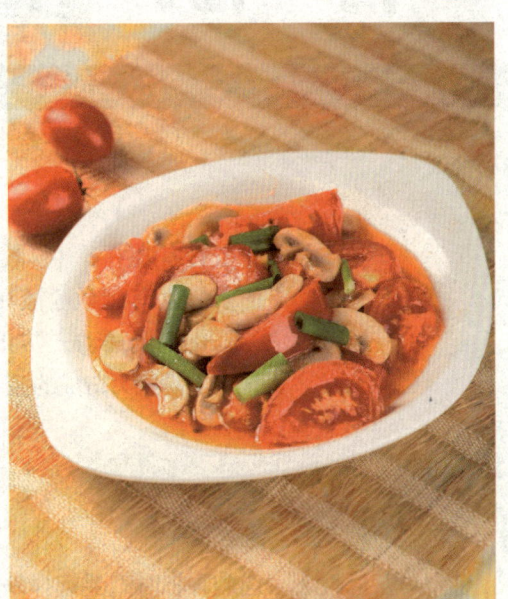

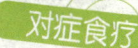

西红柿炒扁豆

原料 西红柿90克,扁豆100克,蒜末少许

调料 盐、鸡粉各2克,料酒4毫升,水淀粉、食用油各适量

做法

① 西红柿洗净切块;扁豆择洗干净,焯水。

② 用油起锅,放蒜末爆香,倒入西红柿块炒至其析出汁水,再放扁豆翻炒。

③ 淋料酒炒匀,加水翻动食材,加盐、鸡粉调味,大火收汁,水淀粉勾芡即可。

温馨提示 肾病患者、急性肠炎患者、菌痢患者慎食。

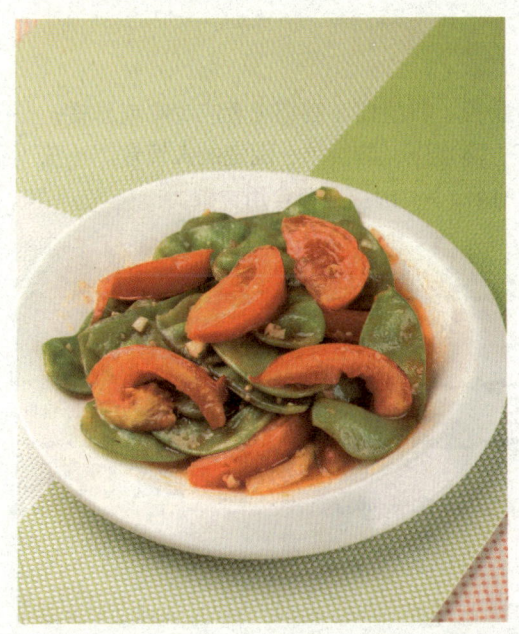

便秘中医食养方

青椒

别 名	甜椒、大椒、菜椒、灯笼椒、柿子椒
热 量	23千卡/100克
适用量	每餐最多60克

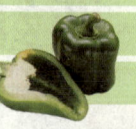

【性味归经】性热，味辛；归心、脾经　【适合证型】脾胃湿阻，大肠不通

利便原理

青椒具有温中下气、散寒除湿的功效。青椒其特有的味道和所含的辣椒素有刺激唾液和胃液分泌的作用，能促进食欲，帮助消化，促进肠蠕动，防止便秘。青椒能增强人的体力，缓解因工作、生活压力造成的疲劳。

选购保存

选购青椒时，要选择外形饱满、色泽浅绿、有光泽、肉质细腻、气味微辣略甜、用手掂感觉有分量的。溶化一些蜡烛油，把每支青椒的蒂都在蜡烛油中蘸一下，然后装进保鲜袋中，封严袋口，放在10℃的环境中，可贮存2~3个月。

食用注意

眼疾患者及食管炎、胃肠炎、胃溃疡、痔疮患者应少吃或忌食；有火热病症或阴虚火旺、高血压、肺结核、面瘫的人慎食。小孩及中老年人在服用钙片前后2小时内应避免食用青椒。

相宜搭配

宜：青椒+鳝鱼 → 开胃爽口
宜：青椒+苦瓜 → 美容养颜
宜：青椒+红椒 → 防治感冒

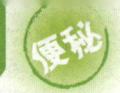

可改善便秘症状的食材、中药材

青椒肉末

原料 青椒300克，瘦肉末200克

调料 姜、蒜、盐、味精、食用油各适量

做法

①青椒洗净，切成小块；姜、蒜均洗净，剁成蓉。

②锅中加油烧热，下入姜蓉、蒜蓉爆香，再下入肉末炒至变色。

③加入青椒继续炒至熟后，调入盐、味精，炒匀即可。

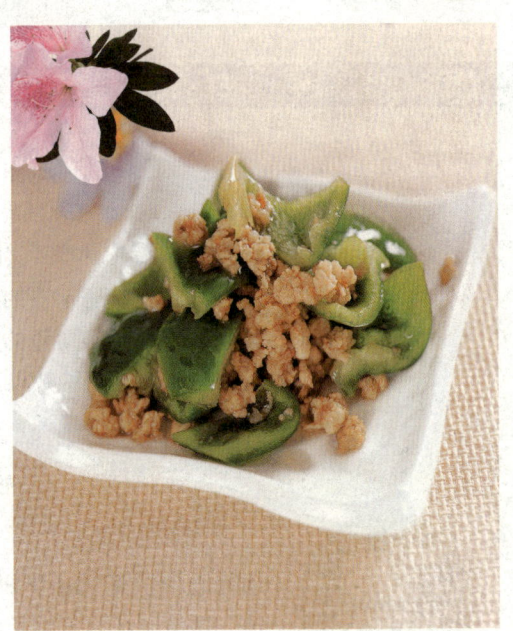

温馨提示 肠胃不适者及痔疮、高血压等症患者慎食。

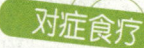

青椒炒鸡丝

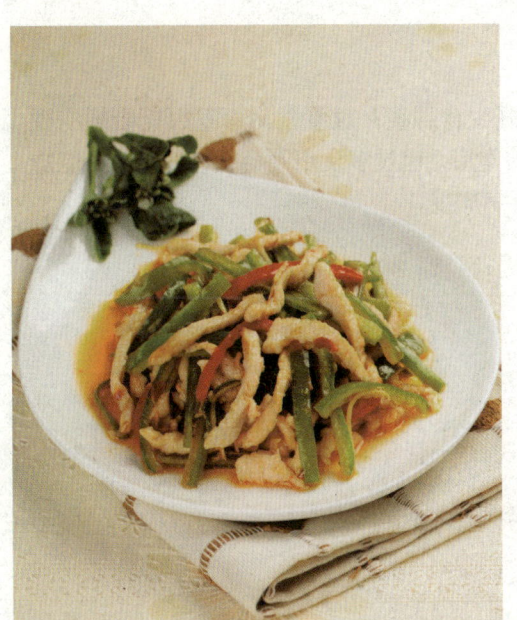

原料 鸡胸肉150克，青椒丝55克，红椒丝25克，姜丝、蒜末各少许

调料 盐2克，鸡粉3克，豆瓣酱5克，料酒、水淀粉、食用油各适量

做法

①红椒丝、青椒丝焯水备用；鸡胸肉洗净切丝，放盐、鸡粉、水淀粉抓匀腌渍。

②用油起锅，放姜丝、蒜末爆香，倒入鸡肉丝炒至变色，放青椒、红椒丝炒匀。

③加豆瓣酱、盐、鸡粉、料酒炒匀即可。

温馨提示 眼疾、胃肠炎、痔疮患者及孕妇忌食。

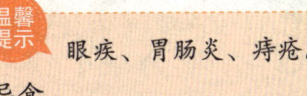

便秘中医食养方

蒜薹

别　名	蒜毫、青蒜、蒜苗
热　量	61千卡/100克
适用量	每餐60克

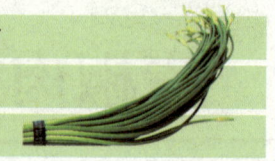

【性味归经】性平，味甘；归肺、脾经　　【适合证型】肾阳虚衰，大肠寒凝

利便原理　蒜薹具有温中下气、补虚、调和脏腑、活血、防癌、杀菌的功效。其外皮含有丰富的纤维素，可刺激大肠排便，调治便秘。多食用蒜薹能预防痔疮的发病，降低痔疮的复发次数，并对轻中度痔疮有一定的防治效果。

选购保存　选购时应挑选长条脆嫩、枝条浓绿、茎部白嫩的蒜薹。根部发黄、顶端开花、纤维粗的则不宜购买。蒜薹不宜保存太久，买后要尽快食用。

食用注意　消化能力不佳的人最好少食蒜薹；过量食用蒜薹可能会影响视力；蒜薹有保护肝脏的作用，但过多食用则会损害肝脏，可能造成肝功能障碍，导致肝病加重。

搭配宜忌
- 宜：蒜薹+莴笋 → 预防高血压
- 宜：蒜薹+香干 → 营养匀衡
- 忌：蒜薹+蜂蜜 → 损伤视力

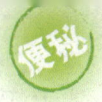

可改善便秘症状的食材、中药材

对症食疗

蒜薹拌鱿鱼

原料 鱿鱼肉200克,蒜薹120克,彩椒45克,蒜末少许

调料 盐3克,鸡粉2克,生抽、料酒、芝麻油各适量

做法

① 洗净的蒜薹切小段,洗好的彩椒切粗丝,分别入沸水中焯至断生,捞出备用。
② 处理干净的鱿鱼肉切粗丝,加少许盐、鸡粉、料酒拌匀腌渍,入沸水中焯熟捞出。
③ 所有材料共入碗,加盐、鸡粉、蒜末、生抽、芝麻油拌匀即可。

温馨提示 肝病、甲亢、皮肤病患者及过敏性体质者忌食。

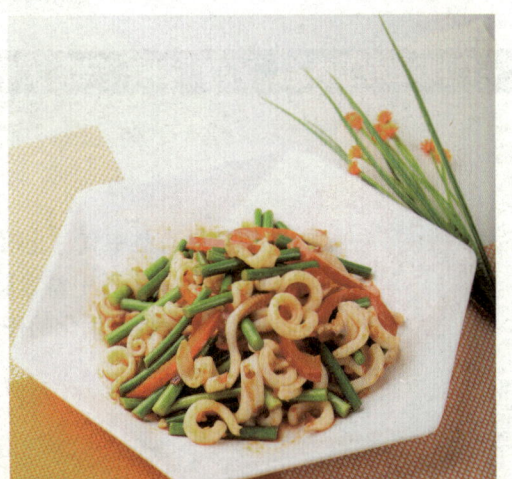

对症食疗

蒜薹拌香干

原料 蒜薹80克,香干80克,葱段、红椒各50克

调料 盐、味精、香油、食用油各适量

做法

① 蒜薹洗净切段;香干洗净切丝,焯水;红椒洗净切丝,焯水。
② 油锅烧热,入蒜薹、葱段稍炒后盛出。
③ 将香干、蒜薹、葱段、红椒装入盘中,调入盐、味精拌匀,淋入香油即可。

温馨提示 消化功能低下者、咽喉发炎者忌食。

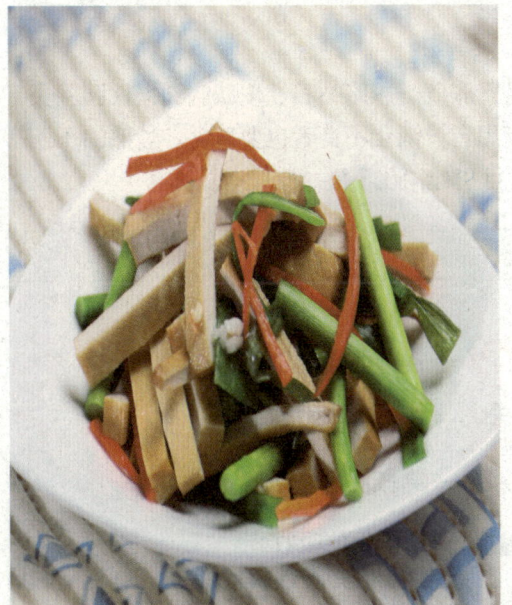

便秘中医食养方

豌豆

别 名	青豆、麻豆、寒豆
热 量	107千卡/100克
适用量	每次50克

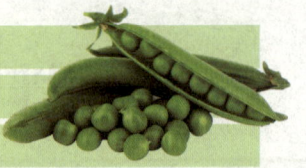

【性味归经】性温,味甘;归脾、胃、大肠经　【适合证型】中气下陷,大肠气滞

利便原理　豌豆具有益中气、止泻痢、调营卫、利小便、消痈肿、解乳石毒之功效。豌豆中富含膳食纤维,能促进大肠蠕动,保持大便顺畅,起到促进消化的作用。

选购保存　豌豆上市的早期要买饱满的,后期要买偏嫩的。荚果呈扁圆形表示正值最佳的商品成熟度。荚果呈正圆形表示已经过老,筋(背线)凹陷也表示过老。买的青豌豆生的没吃,不要洗,而要直接放冰箱冷藏;如果是剥出来的豌豆粒,则适于冷冻。并且最好在一个月内吃完。

食用注意　豌豆粒多吃会腹胀,易胃胀气。尿路结石、皮肤病和慢性胰腺炎患者不宜食用;糖尿病患者、消化不良者也要慎食。炒熟的干豌豆尤其不易消化,过食可引起消化不良、腹胀等。

搭配宜忌
宜:豌豆+虾仁 → 提高营养价值
宜:豌豆+蘑菇 → 改善食欲不佳
忌:豌豆+蕨菜 → 降低食物营养
忌:豌豆+菠菜 → 影响钙的吸收

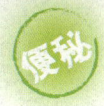

可改善便秘症状的食材、中药材

对症食疗

豌豆炒胡萝卜

原料 豌豆200克，黄豆100克，冬瓜150克，胡萝卜50克

调料 水淀粉、盐、鸡精、食用油各适量

做法

①豌豆、黄豆分别洗净，焯水后捞出；冬瓜去皮洗净，切丁；胡萝卜洗净切丁。

②炒锅注油烧热，放入胡萝卜和冬瓜滑炒，再放入豌豆和黄豆翻炒至熟。

③调入盐和鸡精调味，加水淀粉勾芡即可。

温馨提示 体弱气虚、脾胃虚寒者及尿路结石、慢性胰腺炎患者不宜食用。

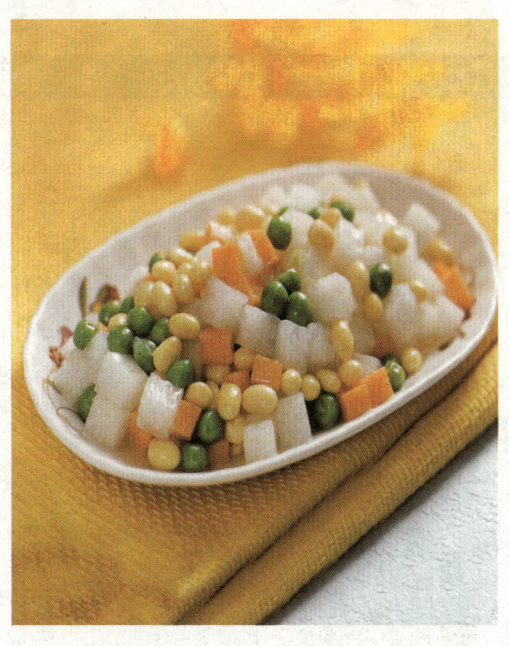

对症食疗

豌豆炒玉米

原料 豌豆200克，玉米、莲藕各100克，枸杞25克

调料 盐、鸡精、食用油各适量

做法

①豌豆、玉米、枸杞分别洗净，沥干水分；莲藕洗净，去皮，切丁。

②炒锅注油烧热，放入豌豆和玉米翻炒，再下入莲藕和枸杞同炒至熟。

③加盐和鸡精调味，起锅装盘即可。

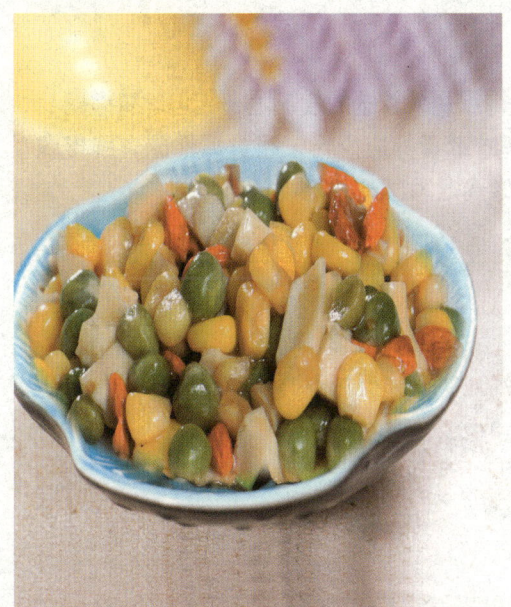

温馨提示 糖尿病、尿路结石患者不宜食用。

便秘中医食养方

黄 瓜

别　名	胡瓜、青瓜
热　量	15千卡/100克
适用量	每日1根

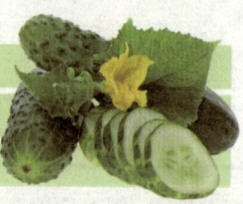

【性味归经】性凉，味甘；归肺、胃、大肠经　【适合证型】脾胃积热，大肠燥结

利便原理

黄瓜具有除湿、利尿、降脂、镇痛、促消化的功效。尤其是黄瓜中所含的纤维素能促进肠内腐败食物的排泄，有助于润肠通便，防止便秘。黄瓜富含蛋白质、糖类、维生素B_2、维生素C、维生素E、胡萝卜素、尼克酸、钙、磷、铁等营养成分，还含有丙醇二酸、葫芦素及柔软的细纤维等成分，是美容养颜的首选蔬菜。

选购保存

选购黄瓜时，要选色泽亮丽的黄瓜，以外表有刺状凸起且黄瓜头上顶着新鲜黄花者为最好。保存黄瓜要先将它表面的水分擦干，再放入密封保鲜袋中，封好袋口后冷藏即可。

食用注意

一般人群均可食用，是糖尿病人首选的食品之一，但脾胃虚弱、胃寒、腹痛腹泻、肺寒咳嗽者都应少吃，因黄瓜性凉，脾胃虚弱、胃寒患者食之易致腹痛泄泻。

搭配宜忌

宜：黄瓜+蜂蜜 → → 清热解毒、润肠通便

宜：黄瓜+大蒜 → → 排毒瘦身

忌：黄瓜+柑橘 → → 破坏维生素C

可改善便秘症状的食材、中药材

对症食疗
黄瓜拌绿豆芽

原料 黄瓜200克，绿豆芽80克，红椒15克，蒜末、葱花各少许

调料 盐2克，鸡粉2克，陈醋4毫升，芝麻油适量

做法
①红椒洗净，去籽切丝，绿豆芽择洗干净，分别入沸水中焯煮约半分钟至熟。
②黄瓜洗净切丝，与绿豆芽、红椒丝共入碗，加盐、鸡粉、蒜末、葱花、陈醋拌匀，淋上芝麻油即可。

温馨提示 脾胃虚弱、胃寒、腹痛腹泻、肺寒咳嗽者慎食。

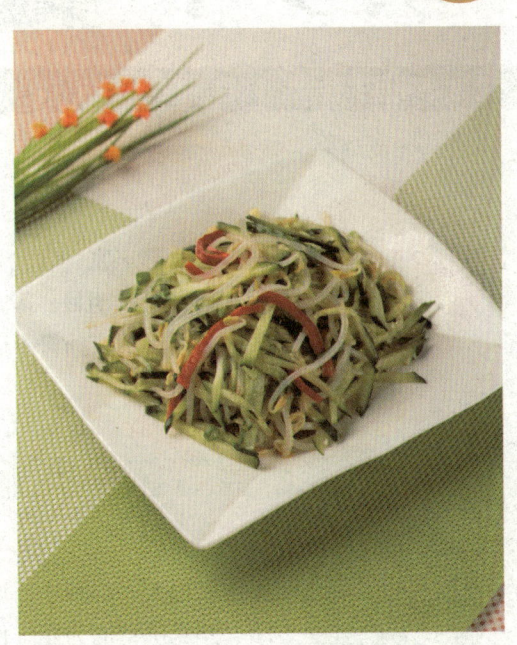

对症食疗
黄瓜蒜片

原料 黄瓜140克，红椒12克，大蒜13克

调料 盐2克，鸡粉2克，生抽2毫升，水淀粉、食用油各适量

做法
①大蒜去皮洗净，切片；黄瓜去皮，洗净切块；红椒洗净切块。
②用油起锅，倒入蒜片，大火爆香，倒入红椒、黄瓜翻炒匀至其熟软。
③加盐、鸡粉，再淋入生抽拌匀，加少许水快炒，水淀粉勾芡即可。

温馨提示 胃溃疡、肝病患者，烦热者，目疾、口齿喉舌疾者，均应忌食。

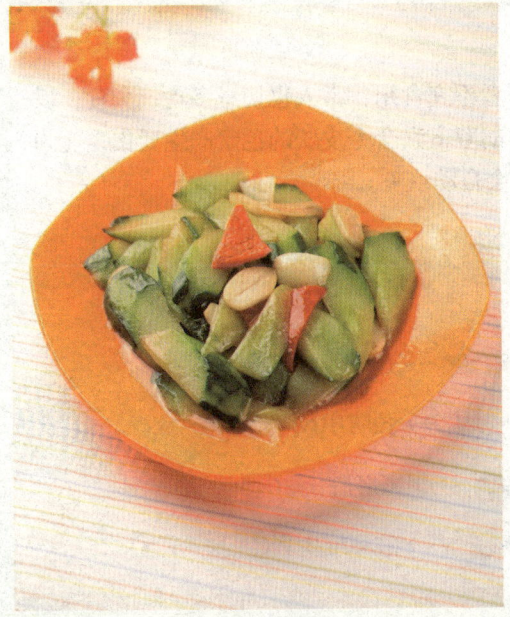

便秘中医食养方

胡萝卜

别　名	红萝卜、金笋、丁香萝卜
热　量	43千卡/100克
适用量	每天3根

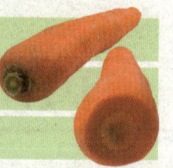

【性味归经】性平，味甘；归心、肺、脾、胃经　【适合证型】肝血不足，大肠失润

利便原理
胡萝卜营养丰富，含较多的胡萝卜素、糖、钙等营养物质，有健脾和胃、补肝明目、清热解毒、壮阳补肾、透疹、降气止咳等功效，可用于治疗肠胃不适、便秘、夜盲症等病症。

选购保存
要选根粗大、心细小、质地脆嫩、外形完整的胡萝卜，以表面光泽、感觉沉重的为佳。保存时，可将胡萝卜加热，放凉后用容器保存，冷藏可保鲜5天，冷冻可保鲜2个月左右。

食用注意
体弱气虚者、脾胃虚寒者不宜食用；常人也切忌多食、久食，以免耗伤正气。大量摄入胡萝卜素会令皮肤的色素产生变化，变为橙黄色，过一段时间就会自动恢复。

搭配宜忌
宜：胡萝卜+香菜→→开胃消食
宜：胡萝卜+菠菜→→预防中风
忌：胡萝卜+酒→→损害肝脏
忌：胡萝卜+柠檬→→破坏维生素C

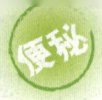

可改善便秘症状的食材、中药材

对症食疗

胡萝卜烩木耳

原料 胡萝卜200克,木耳20克,姜片、葱段各适量

调料 料酒、盐、鸡精、白糖、食用油各适量

做法

①木耳用冷水泡发洗净；胡萝卜洗净,切片。

②锅置火上倒油,待油烧至七成热时,放入姜片、葱段煸炒,随后放木耳稍炒一下。

③再放胡萝卜片,再依次放料酒、盐、白糖、鸡精,炒匀即可。

温馨提示 身体虚弱、脾胃功能不好、消化不良者慎食。

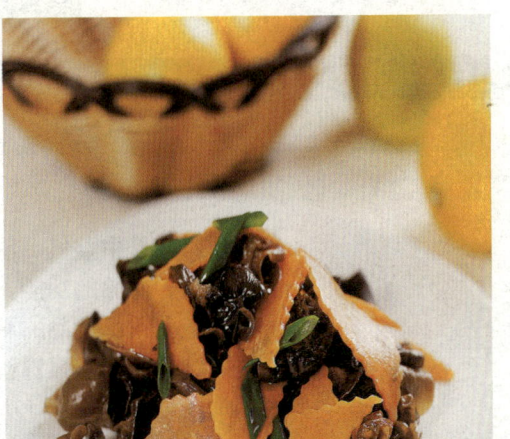

对症食疗

胡萝卜炒蛋

原料 胡萝卜100克,鸡蛋2个,葱花少许

调料 盐4克,鸡粉2克,水淀粉、食用油各适量

做法

①将去皮洗净的胡萝卜切成粒,入沸水中焯煮至八成熟,捞出备用；鸡蛋打入碗中,用筷子打散调匀,备用。

②把胡萝卜粒倒入蛋液中,加盐、鸡粉、水淀粉,撒葱花拌匀。

③用油起锅,倒入调好的蛋液,搅拌,翻炒至成型即可。

温馨提示 体弱气虚者、脾胃虚寒者慎食。

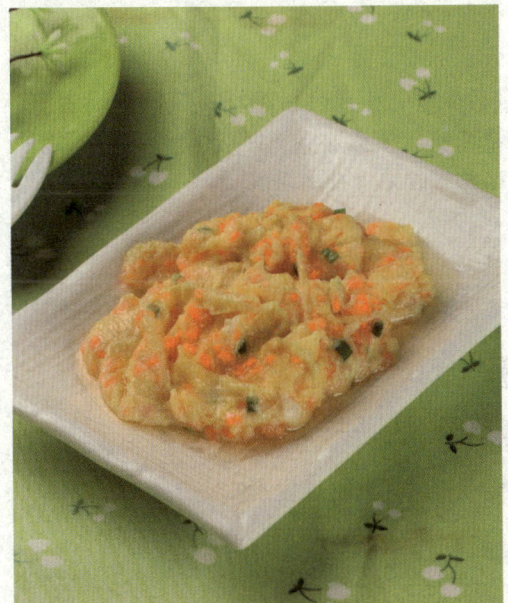

便秘中医食养方

南 瓜

别 名	麦瓜、番瓜、倭瓜、金冬瓜
热 量	22千卡/100克
适用量	每次100克

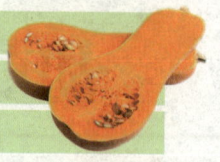

【性味归经】性温，味甘；归脾、胃经　【适合证型】肺气上逆，大肠气滞

利便原理　南瓜具有补中益气、消炎止痛、化痰排脓、解毒杀虫、生肝气、益肝血、保胎的功能。南瓜中含有的果胶可以保护胃肠道黏膜，使其免受粗糙食品的刺激，促进溃疡愈合；其所含有效成分能促进胆汁分泌，加强胃肠蠕动，帮助食物消化，缓解便秘。另外，南瓜还可以使肝、肾功能得到恢复以及再生的能力。

选购保存　选购时要选择个体结实、表皮无破损、无虫蛀的南瓜，以外形完整、瓜梗蒂连着瓜身的新鲜南瓜为佳。整个的南瓜放在干燥、通风处保存即可；南瓜切开后，可将南瓜籽去掉，用保鲜袋装好后放入冰箱冷藏保存。

食用注意　南瓜性温，素体胃热盛者少食；南瓜性偏壅滞，气滞中满者慎食。有脚气、黄疸、时病疳症、下痢胀满、产后痧痘、气滞湿阻病症等患者忌食。服用中药期间不宜食用南瓜。

搭配宜忌

宜：南瓜+牛肉 → → 补脾健胃

宜：南瓜+芦荟 → → 美白肌肤

忌：南瓜+辣椒 → → 破坏食材维生素C

忌：南瓜+菠菜 → → 降低食材营养价值

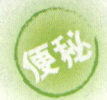

可改善便秘症状的食材、中药材

对症食疗
南瓜炒百合

原料 南瓜、百合各300克,青椒、红椒各适量

调料 盐3克,食用油适量

做法

①南瓜去皮,洗净,切成小片;百合洗净;青椒、红椒去蒂、籽,洗净,切块。

②锅倒水烧沸,倒入百合焯熟后捞出。

③锅倒油烧热,放入南瓜翻炒至快熟时,再加入百合、青椒、红椒同炒,加入盐调味,稍炒即可出锅。

温馨提示 黄疸、痢疾、产后瘀痛、气滞湿阻病症等患者慎食。

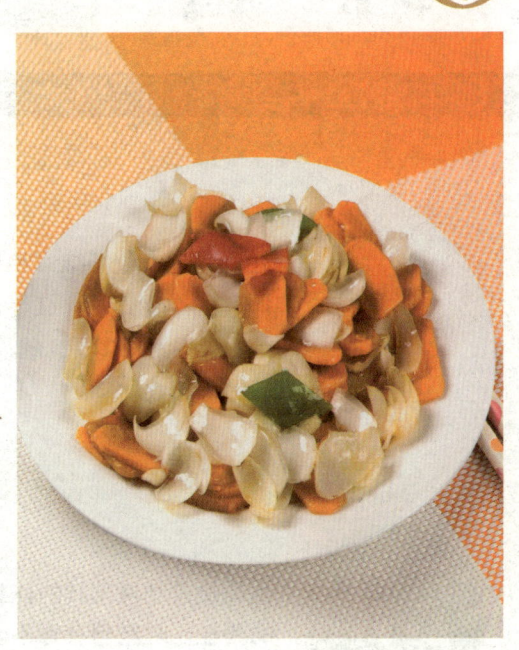

对症食疗
豆腐南瓜粥

原料 南瓜、豆腐各30克,大米100克,葱花适量

调料 盐2克

做法

①大米泡发洗净;南瓜去皮洗净,切块;豆腐洗净,切块。

②锅置火上,注入清水,放入大米、南瓜,用大火煮至米粒开花。

③放入豆腐,用小火煮至粥成,加入盐调味,撒上葱花即可。

温馨提示 痛风患者及胃寒易腹泻、腹胀、脾虚者不宜多食。

089

便秘中医食养方

红薯

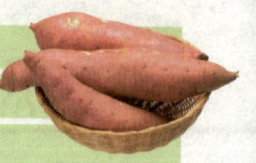

别　名	番薯、甘薯、山芋、甜薯
热　量	99千卡/100克
适用量	每次1个，约150克

【性味归经】 性平，生微凉，味甘；归脾、胃经　　**【适合证型】** 中气下陷，大肠气滞

利便原理

红薯含有大量纤维素和果胶，能刺激消化液分泌及肠胃蠕动，从而起到通便作用。红薯富含蛋白质、淀粉、果胶、纤维素、氨基酸、维生素及多种矿物质，具有健脾胃、强肾阴以及和胃、暖胃、益肺等功效。

选购保存

优先挑选纺锤形状的红薯，以表面看起来光滑、闻起来没有霉味的为佳。烂红薯有毒不要挑，发霉的红薯含酮毒素，不可食用；不要买表皮呈黑色或褐色斑点的红薯；发芽的红薯虽不似土豆有毒，但口感较差。红薯耐储存，置于阴凉通风处可保存1~2个月，但要注意防虫蛀。

食用注意

红薯含有"气化酶"，一次不要吃得过多，吃红薯时要和米面搭配着吃，可避免烧心、吐酸水、肚胀排气等现象。胃及十二指肠溃疡及胃酸过多的患者应忌食。

搭配宜忌

宜：红薯+糯米 → → 健脾和胃

宜：红薯+莲子 → → 助眠安睡

忌：红薯+柿子 → → 易导致胃溃疡

可改善便秘症状的食材、中药材

对症食疗
红薯米糊

原料 红薯40克,大米50克,燕麦30克,生姜适量

做法
①红薯清洗干净,切成小粒;大米、燕麦分别淘洗干净,浸泡至软;生姜去皮洗净,切片。
②将上述材料放进豆浆机中,加适量水,按豆浆机提示制作好米糊,装杯即可。

温馨提示 胃酸过多者不宜多吃。

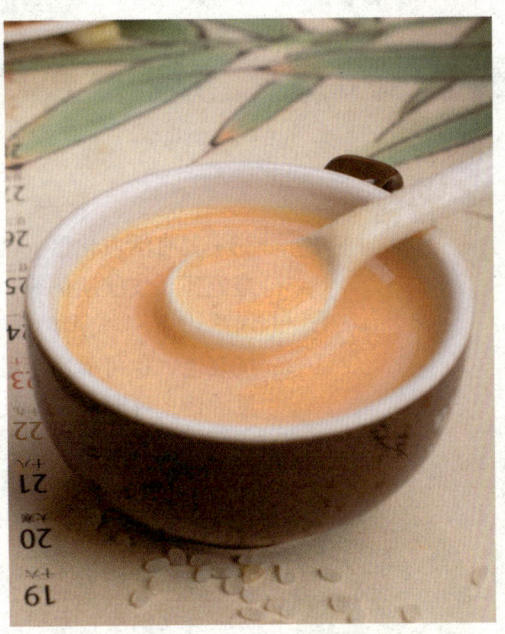

对症食疗
红薯玉米粥

原料 红薯、玉米、玉米粉、南瓜、豌豆各30克,大米40克

调料 盐3克

做法
①玉米、大米泡发洗净;红薯、南瓜去皮洗净,切块;豌豆洗净。
②锅置火上,放入大米、玉米煮至沸时,放入玉米粉、红薯、南瓜、豌豆。
③改用小火煮至粥成,加入盐调味,即可食用。

温馨提示 糖尿病、胃及十二指肠溃疡、胃酸过多者忌食。

便秘中医食养方

茄子

别　名	茄瓜、白茄、紫茄、昆仑瓜
热　量	21千卡/100克
适用量	每次60克

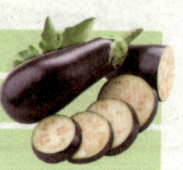

【性味归经】 性凉，味甘；归脾、胃、大肠经　**【适合证型】** 中气下陷，大肠气滞

利便原理

茄子具有活血化瘀、清热消肿、宽肠之效，适用于肠风下血、热毒疮痈、皮肤溃疡等。经常食用蒸茄子，长期下来，可有效防治内痔出血，对便秘也有一定的缓解作用。茄子富含的维生素E可抗衰老，也可提高毛细血管抵抗力，防止出血；茄子还含有较大量的钾，可调节血压及心脏功能，预防心脏病和中风病症。

选购保存

茄子以粗细均匀、老嫩适度、颜色深紫色、有光泽且无裂口、无腐烂、无锈皮、无斑点及皮薄、籽少、肉厚、细嫩的为佳。茄子的表皮覆盖着一层蜡质，具有保护茄子的作用，一旦蜡质层被冲刷掉，就容易受微生物侵害而腐烂变质。用保鲜膜封好置于冰箱中可保存1周左右。

食用注意

茄子性凉，体弱胃寒者、虚寒腹泻者、肺结核患者、关节炎患者应忌食；皮肤疮疡、目疾患者慎食。

搭配宜忌

宜：茄子+猪肉 → → 维稳血压

宜：茄子+牛肉 → → 强身健体

忌：茄子+蟹 → → 郁积腹中、伤寒肠胃

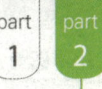 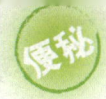

可改善便秘症状的食材、中药材

对症食疗
茄子焖牛腩

原料 茄子200克，熟牛腩150克，蒜末、姜片、红椒块、青椒块、葱段各少许。

调料 豆瓣酱7克，盐3克，鸡粉2克，料酒4毫升，生抽6毫升，水淀粉、食用油各适量

做法

① 茄子洗净切丁，入油锅略炸，捞出备用；熟牛腩切成小块。

② 用油起锅，放姜片、蒜末、葱段爆香，放牛腩，加料酒、豆瓣酱、生抽翻炒，加水，倒入茄子、青红椒块翻炒，加盐、鸡粉调味，大火收汁，水淀粉勾芡即可。

温馨提示 皮肤疮疡、肝病、肾病患者及内热者忌食。

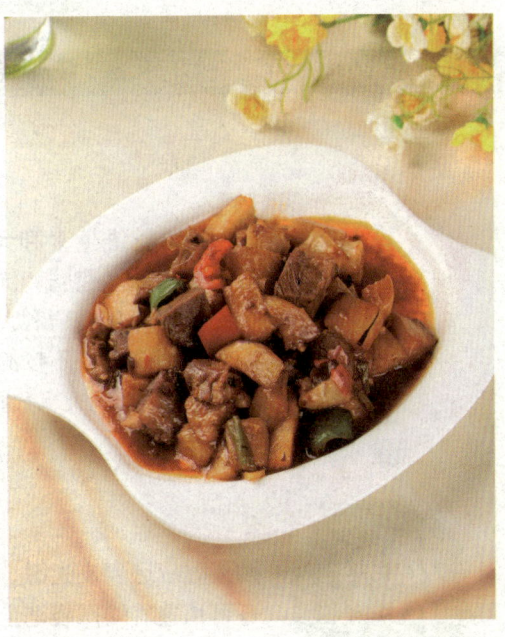

对症食疗
青椒炒茄子

原料 青椒50克，茄子150克，姜片、蒜末、葱段各少许

调料 盐2克，鸡粉2克，生抽、水淀粉各适量

做法

① 茄子去皮，洗净切片；青椒洗净，去籽切块，焯水后，捞出备用。

② 用油起锅，放姜片、蒜末、葱段爆香，倒入青椒块和茄子片翻炒。

③ 加鸡粉、盐、生抽，水淀粉勾芡即可。

温馨提示 眼疾、胃肠炎、痔疮患者少食；皮肤疮疡以及孕妇忌食。

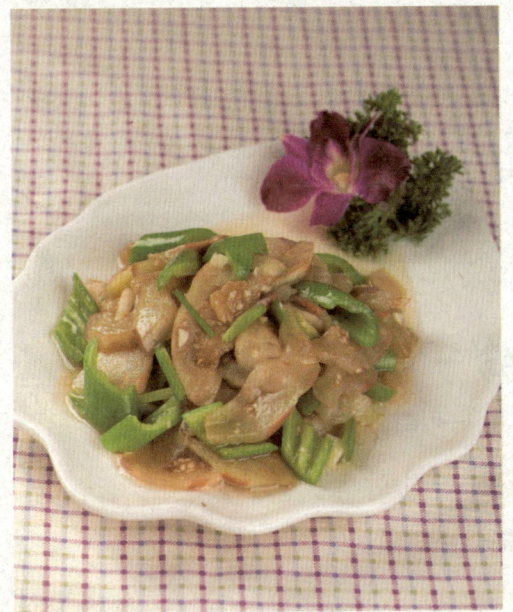

便秘中医食养方

土 豆

别　名	山药蛋、洋番薯、洋芋、马铃薯
热　量	76千卡/100克
适用量	每次约130克

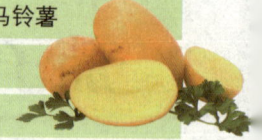

【性味归经】性平，味甘；归胃、大肠经　【适合证型】脾胃不和，大肠失运

利便原理

土豆含B族维生素和大量优质纤维素，还含有微量元素、氨基酸、蛋白质、脂肪和优质淀粉等营养元素，能健脾和胃，益气调中，缓急止痛，通利大便。对脾胃虚弱、消化不良、肠胃不和、脘腹作痛、大便不畅的患者，土豆中含有丰富的膳食纤维，有助于促进胃肠蠕动，疏通肠道。

选购保存

购买时应选表皮光滑、个体大小一致、没有发芽的土豆。保存土豆可用透气的网袋把土豆归置在一起，放在家里背光的通风处，也可以在屋角放些沙，以保持温度和干燥。注意，土豆不能与红薯存放在一起保存，否则容易长芽。

食用注意

糖尿病患者、腹胀者忌食。孕妇慎食，以免增加妊娠风险。土豆又叫马铃薯，其含龙葵素，致毒成分为茄碱，又称马铃薯毒素，未成熟、青紫皮的马铃薯或发芽马铃薯不宜食用。

搭配宜忌

宜：土豆+豆角 → → 除烦润燥

宜：土豆+牛奶 → → 维持酸碱平衡、润肠通便

忌：土豆+香蕉 → → 引起面部生斑

忌：土豆+柿子 → → 导致消化不良

可改善便秘症状的食材、中药材

对症食疗
口蘑焖土豆

原料 口蘑80克，土豆150克，青椒块25克，红椒块20克，姜片、蒜末、葱段各少许

调料 盐3克，鸡粉2克，料酒、生抽、水淀粉、食用油各适量

做法

①洗净的口蘑切片，洗净去皮的土豆切丁，分别入沸水中焯至食材断生，沥干备用。

②用油起锅，放姜片、蒜末爆香，放入土豆丁、口蘑片、料酒、生抽、盐、鸡粉和适量水。

③小火焖至食材熟透，放青椒块、红椒块翻炒，水淀粉勾芡，放葱段炒出葱香味即可。

温馨提示 糖尿病、痛风患者及腹胀者忌食。

对症食疗
西蓝花土豆泥

原料 西蓝花50克，土豆180克

调料 盐少许

做法

①锅中加水煮沸，放洗好的西蓝花煮熟，捞出后将西蓝花切碎，剁成末。

②土豆去皮洗净，切块，入蒸锅中蒸熟，取出后用刀背压碎剁成泥。

③将西兰花与土豆一起放入碗中，加少许盐，用小勺子拌约1分钟至完全入味即可。

温馨提示 糖尿病患者、腹胀者、孕妇、尿路结石者忌食。

便秘中医食养方

芋 头

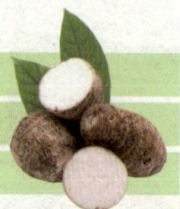

别　名	青芋、芋艿、芋根、毛芋
热　量	79千卡/100克
适用量	每次150克

【性味归经】性平，味甘、辛；归大肠、胃经　【适合证型】脾胃积热，大肠燥结

利便原理

芋头含有丰富的黏液皂素及多种微量元素，可帮助机体治疗微量元素缺乏导致的生理异常，同时能增进食欲，帮助消化。芋头具有益胃、宽肠、通便、解毒、补中益肝肾、消肿止痛、散结、调节中气、化痰、填精益髓等功效，对肿块、痰核、瘰疬瘿瘤、便秘等症有辅助食疗作用。

选购保存

应选择较结实且没有斑点的芋头。芋头体型匀称，拿起来重量轻，就表示水分少，切开肉质细白，就表示质地松，这就是上品。适合阴凉处存放，放进冰箱反而更容易坏。芋头不耐低温，故鲜芋头一定不能放入冰箱，在气温低于7℃时，应存放于室内较温暖处，防止因冻伤而造成腐烂。

食用注意

有痰、敏感性体质（荨麻疹、湿疹、哮喘、过敏性鼻炎）、小儿食滞、胃纳欠佳以及糖尿病患者应少食；食滞胃痛、肠胃湿热、肾衰竭患者忌食。

搭配宜忌

宜：芋头+大枣 → 补血养颜
宜：芋头+牛肉 → 防治食欲不振
宜：芋头+鱼头 → 增强抵抗力
忌：芋头+香蕉 → 易引起腹胀

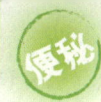

可改善便秘症状的食材、中药材

对症食疗
奶汤蒸芋头

原料 芋头300克，火腿200克，圣女果50克，油菜50克

调料 牛奶、白糖各适量

做法

① 火腿洗净切片；圣女果洗净；油菜洗净，焯水备用。

② 芋头入蒸锅蒸15分钟，用勺挖成圆形备用；锅倒水烧沸，放芋头、火腿煮熟。

③ 转小火，倒入圣女果、油菜同煮，再加入牛奶、白糖煮沸即可。

温馨提示 肾衰竭患者、糖尿病患者、小儿麻疹后期患者忌食。

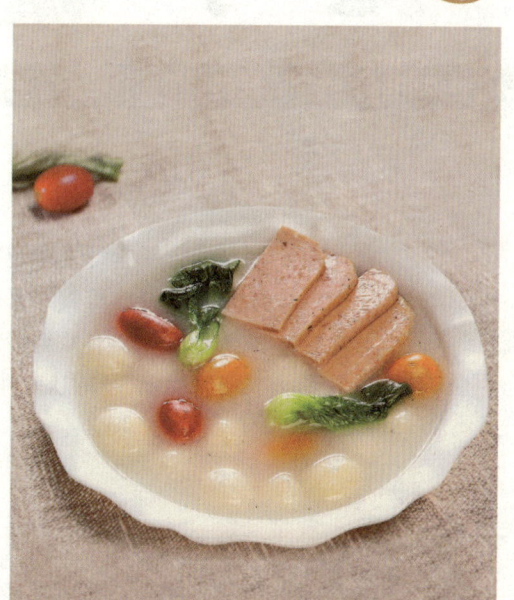

对症食疗
芋儿娃娃菜

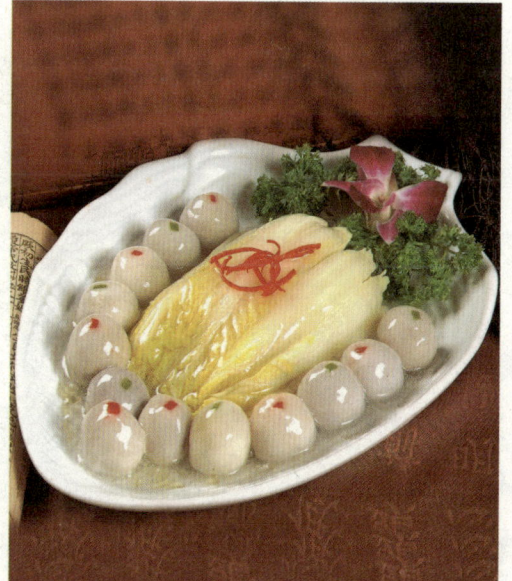

原料 娃娃菜300克，小芋头300克

调料 青椒、红椒、淀粉、盐、鸡精各适量

做法

① 娃娃菜洗净切成6瓣，装盘；小芋头去皮洗净，摆在娃娃菜周围。

② 青椒、红椒洗净，部分红椒切丝，撒在娃娃菜上；剩余红椒和青椒切丁，摆在小芋头上。

③ 淀粉加水，调入盐和鸡精，搅匀浇在盘中，入锅蒸15分钟即可。

温馨提示 腹泻者、肺热咳嗽者忌食。

便秘中医食养方

魔芋

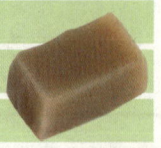

别　名	蒟头、鬼芋、花梗莲、虎掌
热　量	18千卡/100克
适用量	每餐80克左右

【性味归经】性平，味甘、微苦；归脾、肺经　**【适合证型】**脾胃积热，大肠燥结

利便原理
魔芋富含膳食纤维和植物纤维素，能帮助活跃肠道功能。大量可溶性植物纤维可促进胃肠蠕动，可减少有害物质在胃肠、胆囊中的滞留时间，有效地清洁胃壁，保护胃黏膜，促进排便。魔芋还具有降血糖、降血脂、散毒、养颜、开胃等功效。

选购保存
饱满、肥厚、圆粗且拿在手中能感到分量的魔芋，往往是比较优质的。吃剩的魔芋可以和这种液体一起放进密闭容器中，放入冰箱冷藏保存。食用前用清水清洗2～3次即可。

食用注意
生魔芋有毒，必须煎煮3小时以上才可食用。消化不良者、皮肤病患者，每次食量不宜过多，应少食；魔芋性寒，有伤寒感冒症状者也应慎食。

相宜搭配
宜：魔芋+鸭肉　→　滋补身体
宜：魔芋+豆腐　→　通畅润便
宜：魔芋+鲫鱼　→　补益正气
宜：魔芋+粳米　→　健脾益胃

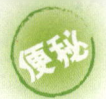

可改善便秘症状的食材、中药材

对症食疗
清炒魔芋丝

原料 魔芋95克，胡萝卜40克，青椒丝25克，姜片、蒜末各少许

调料 盐4克，鸡粉2克，生抽2毫升，水淀粉、食用油各适量

做法

①胡萝卜去皮，洗净切丝；洗好的魔芋切片，再切丝，分别入沸水中焯煮1分钟，捞出备用。

②用油起锅，放姜片、蒜末爆香，倒入青椒炒匀，倒入魔芋和胡萝卜翻炒。

③放鸡粉、盐、生抽调味，水淀粉勾芡即可。

温馨提示 消化不良者不宜多食。

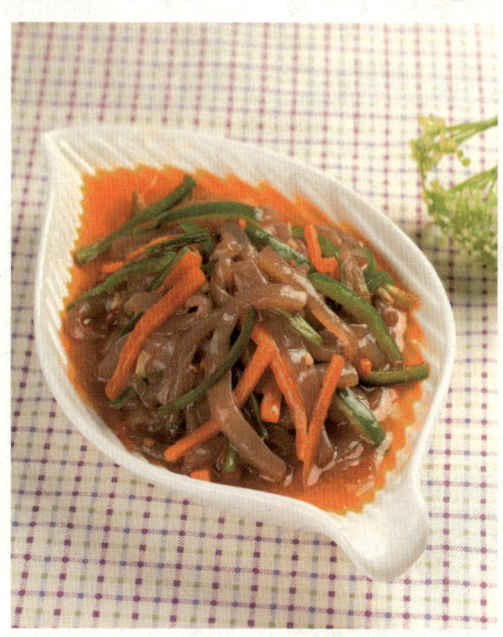

对症食疗
芥菜魔芋汤

原料 芥菜130克，魔芋180克，姜片少许

调料 盐2克，鸡粉2克，料酒、食用油各适量

做法

①洗净的魔芋切小块，入沸水中焯水捞出备用；洗好的芥菜切小块。

②用油起锅，放姜片爆香，倒入芥菜炒匀，淋料酒，加适量清水，倒入魔芋搅拌匀。

③放入适量鸡粉、盐，炒匀调味，煮2分钟至熟即可。

温馨提示 消化不良者、皮肤病患者忌食。

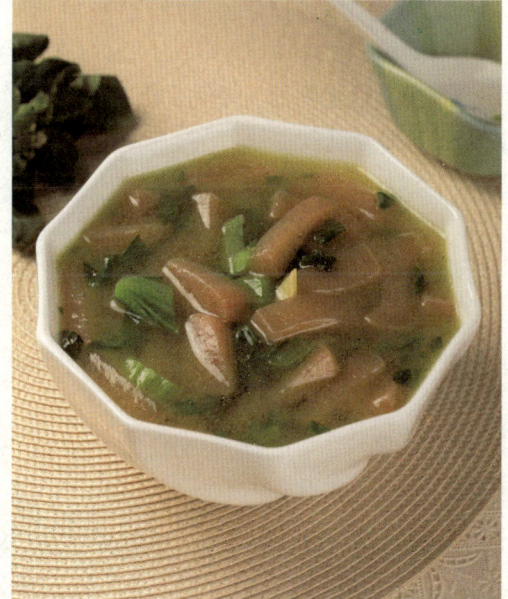

便秘中医食养方

黑木耳

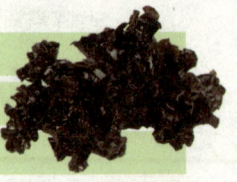

别　名	树耳、木蛾、黑菜
热　量	21千卡/100克
适用量	干品每日15克左右为宜

【性味归经】性平，味甘；归肺、胃、肝经　【适合证型】肾阴亏损，大肠失润

利便原理
黑木耳中含有丰富的纤维素和一种特殊的植物胶原，这两种物质能够促进胃肠蠕动，促进肠道脂肪食物的排泄、削弱食物中脂肪的吸收，从而防止肥胖；同时，由于这两种物质能促进胃肠蠕动，防止便秘，有利于体内大便中有毒物质的及时清除和排出，因而能起到预防直肠癌及其他消化系统癌症的功效。

选购保存
优质黑木耳乌黑光润，其背面略呈灰白色，体质轻松，身干肉厚，朵形整齐，表面有光泽，耳瓣舒展，剁片有弹性，嗅之有清香之气。有霉味或其他异味的说明是劣质木耳。保存时最好用塑料袋装好，封严，常温或冷藏保存均可。

食用注意
黑木耳有活血抗凝的作用，有出血性疾病的人不宜食用；孕妇不宜多吃；脾虚消化不良或大便溏稀者慎食。

搭配宜忌
宜：黑木耳+绿豆 → → 降压消暑
宜：黑木耳+银耳 → → 提高免疫力
忌：黑木耳+田螺 → → 影响消化

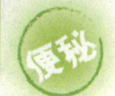

可改善便秘症状的食材、中药材

对症食疗
木耳黄瓜

原　料 黑木耳100克，核桃仁200克，黄瓜50克，红椒20克

调　料 盐、味精、醋、生抽各适量

做　法

①黑木耳洗净泡发，焯水备用；核桃仁洗净；黄瓜洗净，切斜片；红椒洗净，切片，焯水备用。

②将黑木耳、红椒片放入盘中，再放入黄瓜片、核桃仁，加入盐、味精、醋、生抽拌匀即可。

温馨提示 大便清稀、畏寒喜暖者及消化不良者慎食。

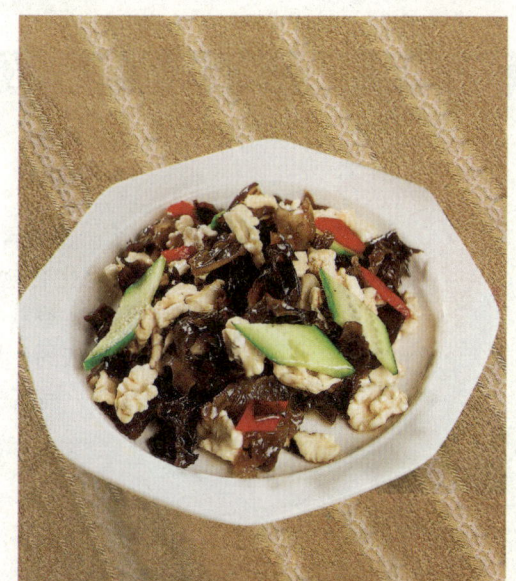

对症食疗
洋葱木耳

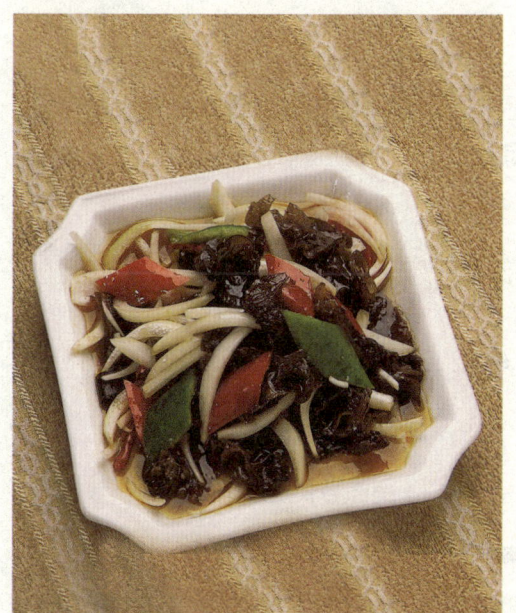

原　料 洋葱100克，黑木耳200克，青椒、红椒各适量

调　料 盐、味精、酱油、醋、食用油各适量

做　法

①洋葱洗净，切丝；黑木耳泡发洗净；青椒、红椒洗净，切片。

②锅中注油烧热，放入洋葱、黑木耳一起拌炒，再放入青椒、红椒一起炒匀。

③倒入酱油、醋炒至熟后，加入盐、味精调味，起锅装盘即可。

温馨提示 慢性肠炎、痢疾、消化不良者忌食。

便秘中医食养方

香 菇

别 名	冬菇、香菌、花菇、香蕈
热 量	19千卡/100克
适用量	每日50~100克为宜

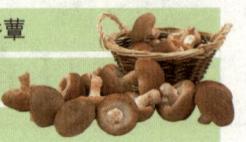

【性味归经】性平，味甘；归脾、胃经　【适合证型】脾胃不和，大肠失运

利便原理

香菇能补肝肾，健脾胃，理气养血，益智安神。香菇含有蛋白质、脂肪、碳水化合物、膳食纤维等成分，可用于调理消化不良、便秘等病症。香菇中还含有30多种酶，有抑制血液中胆固醇升高和使血压降低的作用。香菇含有多种维生素、矿物质，对促进人体新陈代谢、提高机体适应力有很大作用。

选购保存

优质香菇的菇伞肥厚，伞缘曲收未散开，内侧为乳白色，皱褶明显，菇柄短而粗。新鲜香菇冰箱冷藏可保鲜一星期左右。干香菇应放在密封罐中，置于干燥避光处，可保存半年以上。

食用注意

香菇为动风食物，顽固性皮肤瘙痒症患者忌食；脾胃寒湿气滞或皮肤瘙痒病患者忌食。

搭配宜忌

宜：香菇+木瓜 → 降压减脂
宜：香菇+豆腐 → 健脾胃、助消化
忌：香菇+鹌鹑肉 → 面部易长黑斑
忌：香菇+河蟹 → 易引起结石症状

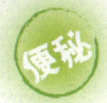

可改善便秘症状的食材、中药材

对症食疗

豌豆炒香菇

原料 豌豆350克，香菇150克

调料 盐、鸡精、水淀粉、食用油各适量

做法

①豌豆洗净，焯水后捞出沥干；香菇泡发，洗净，切块。

②炒锅注油烧至七成热，放入香菇翻炒，再放入豌豆同炒至熟。

③调入盐和鸡精调味，用水淀粉勾芡，装盘即可。

温馨提示 畏寒喜暖者、容易打嗝叹气者、皮肤瘙痒者、尿路结石患者忌食。

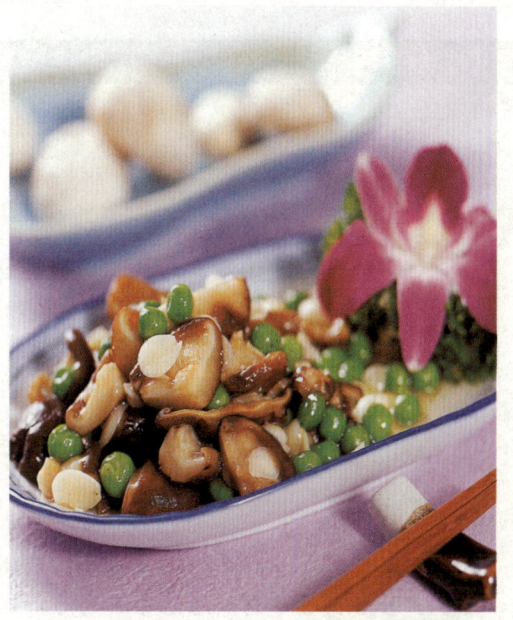

对症食疗

松子仁烧香菇

原料 香菇100克，松子仁150克，姜汁、上汤、青豆各适量

调料 盐、料酒、酱油、生粉、香油、食用油各适量

做法

①香菇泡发洗净，去蒂切片，焯水备用；松子仁去皮，用刀滑拍使其烂而不碎，入油锅稍炸。

②锅内放油烧热，放香菇、青豆、盐、料酒、酱油、姜汁、上汤，烧至入味，用生粉勾芡，淋入香油起锅即可。

温馨提示 皮肤瘙痒者、胆功能严重不良及多痰患者忌食。

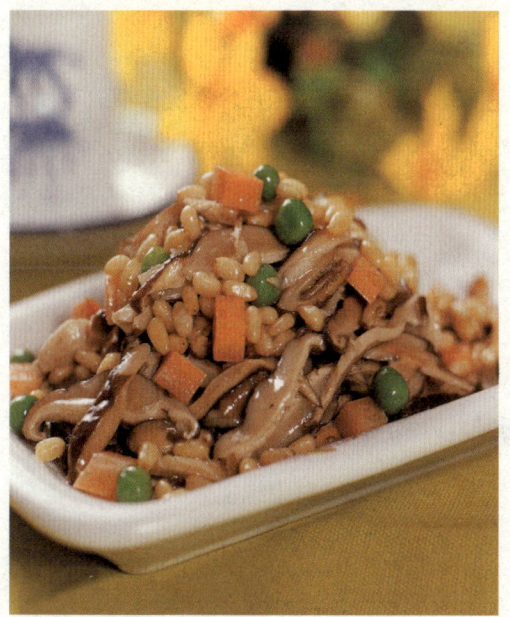

便秘中医食养方

苹 果

别　名	柰、林檎、频婆、天然子
热　量	45千卡/100克
适用量	每天1～2个

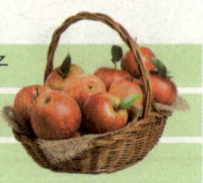

【性味归经】 性凉，味甘、微酸；归脾、肺经　　**【适合证型】** 脾胃积热，大肠燥结

利便原理
苹果具有润肺、健胃、生津、止渴、止泻、消食、顺气、醒酒的功效，而且对于癌症有良好的食疗作用。苹果含有大量的纤维素，常吃可以使肠道内胆固醇减少，缩短排便时间，减少直肠癌的发生。苹果中的维生素C是心血管的保护神，是心脏病患者的健康元素。吃苹果既能减肥，又能帮助消化。

选购保存
选购苹果时，应挑个头适中、果皮光洁的，以色泽浓艳、果皮外有一层薄霜的为好。苹果放在阴凉处可以保持7～10天，家庭中常见的容器有缸、罐、坛、纸箱、木箱，这些容器都可以用来贮藏苹果。若装入塑料袋放入冰箱，则可以保存更长时间。

食用注意
溃疡性结肠炎的病人不宜生食苹果，尤其是在急性发作期；苹果富含糖类和钾盐，患冠心病、心肌梗塞、肾病、糖尿病的人不宜多吃；平时有胃寒症状者忌生食苹果。

搭配宜忌
宜：苹果+银耳 → → 润肺止咳
宜：苹果+茶叶 → → 保护心脏
忌：苹果+胡萝卜 → → 破坏食材中维生素C

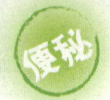
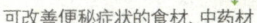

可改善便秘症状的食材、中药材

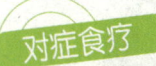

青苹果瘦肉汤

原料 青苹果1个，里脊肉200克，豌豆40克

调料 盐3克

做法
①猪里脊肉洗净，切成厚片；青苹果洗净削皮，切四瓣去核；豌豆洗净备用。
②砂锅上火，加适量水，把肉片和苹果放入锅内，大火烧沸后转小火煮20分钟。
③放入豌豆，小火煮15分钟，加盐调味即可。

温馨提示 胃冷痛者、糖尿病患者及舌苔厚腻者忌食。

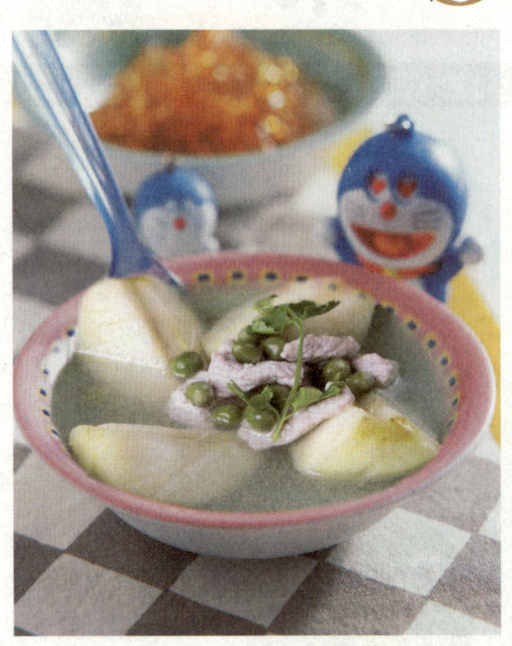

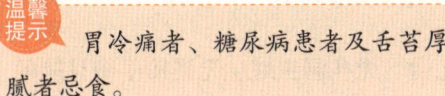

苹果牛奶粳米羹

原料 山楂干20克，苹果50克，粳米100克，牛奶、葱花各适量。

调料 冰糖适量

做法
①粳米淘洗干净，用清水浸泡；苹果洗净切小块；山楂干用温水稍泡后洗净。
②锅置火上，放入粳米，加适量清水和牛奶煮至八成熟。
③放入苹果、山楂干煮至米烂，再放入冰糖熬融后调匀，撒上葱花即可。

温馨提示 糖尿病患者、更年期综合征患者忌食。

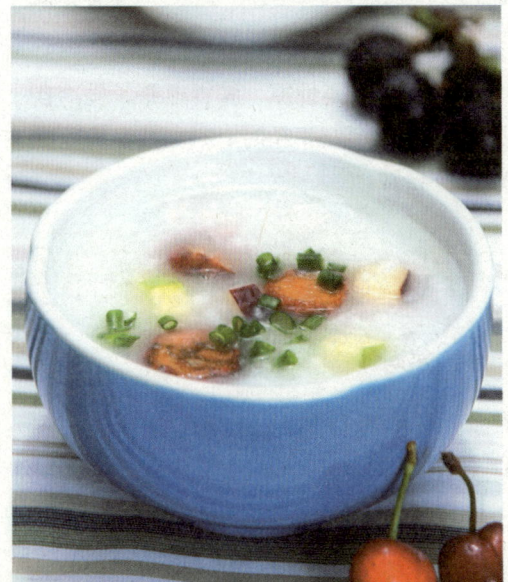
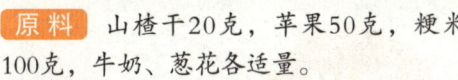

便秘中医食养方

梨

别　名	沙梨、白梨
热　量	43千卡/100克
适用量	每天1个

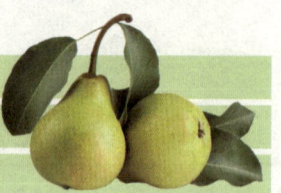

【性味归经】性寒，味甘、微酸；归肺、胃经　【适合证型】肺热炽盛，大肠燥结

利便原理
梨中的果胶含量很高，有助于消化、通利大便。梨水分充足，富含多种维生素、矿物质和微量元素，能够帮助器官排毒、净化，能防治便秘，同时还能软化血管，促进血液循环和钙质的输送，维持机体的健康。梨含有丰富的B族维生素，能保护心脏，减轻疲劳，增强心肌活力，降低血压等功效。

选购保存
选购时以果粒完整、表皮光滑、无孔洞虫蛀、无碰撞压伤且能闻到果香者为佳。置于室内阴凉角落处即可，如需冷藏，可装在纸袋中放入冰箱保存2～3天。

食用注意
梨含果酸较多，胃酸多者不可多食；梨性凉，脾胃虚寒、畏冷食者，寒痰咳嗽或外感风寒咳嗽者，产妇和经期中的女性，均应少吃；梨含糖量高，糖尿病者应忌食。

搭配宜忌
- 宜：梨+猪肺 → 清热润肺
- 宜：梨+姜汁 → 止咳去痰
- 忌：梨+螃蟹 → 易引起腹泻
- 忌：梨+羊肉 → 易导致消化不良

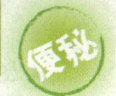

可改善便秘症状的食材、中药材

对症食疗
梨子肉丁

原料 梨1个，胡萝卜半个，玉米粒50克，瘦肉200克

调料 糖、盐、柠檬汁、淀粉、食用油各适量

做法

① 梨洗净削皮，去核后切小块；胡萝卜洗净去皮，切小块。

② 瘦肉洗净切小块，加入糖、淀粉腌匀，下锅滑油，捞出后备用。

③ 锅入油烧热，下瘦肉炒至半熟，放其他材料略炒，加糖、盐、柠檬汁、淀粉炒匀即可。

温馨提示 脾虚便溏、慢性肠炎、外感风寒咳嗽、糖尿病患者慎食。

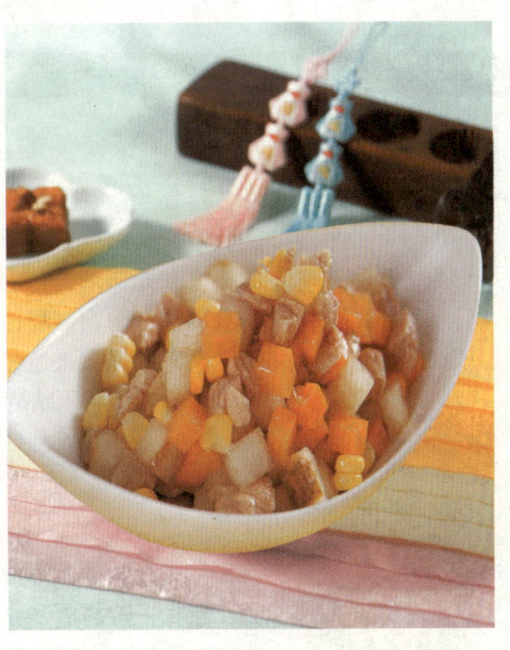

对症食疗
西红柿雪梨汤

原料 雪梨2个，西红柿、洋葱各50克，葱花、奶油各适量

调料 番茄酱、蜂蜜、盐、葡萄酒各适量

做法

① 雪梨洗净去皮，切块；洋葱洗净切丝；西红柿洗净，去皮切块。

② 锅上火，奶油放入锅中，加热，下入洋葱丝、西红柿块炒软。

③ 倒入清水，再加雪梨和番茄酱、蜂蜜、盐煮开，中火煮沸5分钟，淋入葡萄酒，撒入葱花即可食用。

温馨提示 脾胃虚寒、肠炎、菌痢者及外感风寒咳嗽者、糖尿病患者慎食。

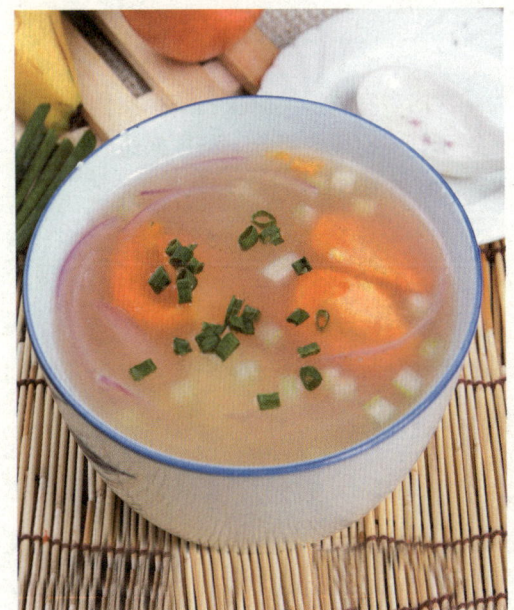

便秘中医食养方

桑葚

别 名	桑粒、桑果
热 量	49千卡/100克
适用量	每次20颗左右

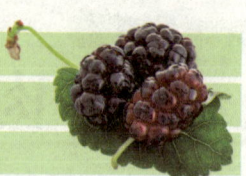

【性味归经】性寒，味甘；归心、肝、肾经 【适合证型】肝火炽热，大肠受灼

利便原理

桑葚富含蛋白质、多种人体必需的氨基酸以及很容易被人体吸收的果糖和葡萄糖，可刺激肠黏膜，增强食欲，促使肠液分泌，加强肠蠕动，防治便秘；还能预防动脉硬化，对心脑血管有保护作用。桑葚可以促进血红细胞的生长，防止白细胞减少。常食桑葚可以明目，缓解眼睛疲劳干涩的症状。

选购保存

桑葚有黑白两种，鲜食以紫黑色为补益上品。果汁有较强的黏着力，甜味一致。成熟的桑葚质油润，酸甜适口，以果实较大、颗粒圆润饱满、肉厚、果色深红紫黑、糖分足且无汁液流出的果实为佳。桑葚不宜保存，建议现买现食。

食用注意

儿童不宜多吃桑葚，因为桑葚内含有较多的胰蛋白酶抑制物——鞣酸，会影响人体对铁、钙、锌等物质的吸收。糖尿病患者以及平素大便溏薄、脾虚腹泻、便溏者忌食。

搭配宜忌

宜：桑葚+冰糖 → 补肝益肾
宜：桑葚+桂圆 → 滋肾补血
宜：桑葚+蜂蜜 → 滋阴补血
忌：桑葚+鸭蛋 → 引起胃痛

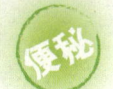

可改善便秘症状的食材、中药材

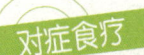

桑葚青梅杨桃汁

原料 桑葚80克，青梅40克，杨桃5克

调料 凉开水、冰块适量。

做法

①桑葚洗净；青梅洗净，去皮；杨桃洗净，切块。

②将桑葚、青梅、杨桃块放入果汁机中，加适量凉开水搅打成汁，加入冰块即可。

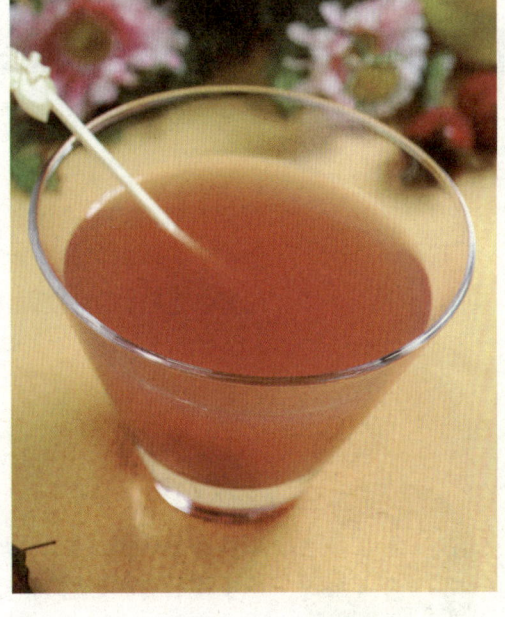

温馨提示 易患腹泻者、胃寒者、糖尿病患者、肾脏病患者慎食。

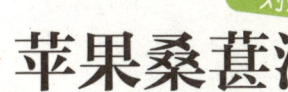

苹果桑葚汁

原料 苹果1个，桑葚20颗

调料 蜂蜜适量

做法

①苹果洗净，去皮、籽，切成块；桑葚洗净。

②将以上材料放进榨汁机中榨成汁，加入蜂蜜搅拌均匀即可。

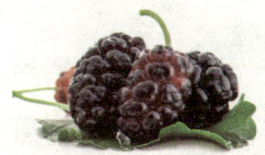

温馨提示 胃寒者、糖尿病患者、脾虚便溏者慎食。

便秘中医食养方

香蕉

别　名	蕉果、甘蕉
热　量	25千卡/100克
适用量	每日1～2根为宜

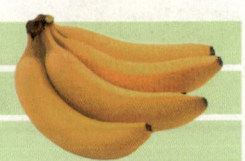

【性味归经】性寒，味甘；归脾、胃、大肠经　【适合证型】肺热炽盛，大肠燥结

利便原理
香蕉具有清热、通便、解酒、降血压、抗癌之功效。香蕉富含纤维素，可润肠通便，对于便秘、痔疮患者大有益处；其所含的维生素C是天然的免疫强化剂，可预防和抵抗各类感染。

选购保存
果皮颜色黄黑泛红、稍带黑斑、表皮有皱纹的香蕉风味最佳。香蕉手捏后有软熟感的一定是甜的。香蕉买回来后不要放入冰箱，可在10～25℃条件下储存，用密存袋保存，还可用绳子串起来，挂在通风处。

食用注意
香蕉含有大量的钾，故胃酸过多、慢性肠炎、胃痛、虚寒腹泻、消化不良、肾功能不全者应慎用。香蕉性凉，经常大便溏薄、风寒感冒咳嗽、月经期间及有痛经者都应少食或忌食。

搭配宜忌
宜：香蕉+西瓜皮→预防高血压
宜：香蕉+芝麻→补心脾、养心安神
忌：香蕉+西瓜→容易引起腹泻

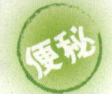

可改善便秘症状的食材、中药材

乳酪香蕉羹

原料 奶酪20克，熟鸡蛋1个，香蕉1根，胡萝卜45克，牛奶180毫升

做法

①胡萝卜洗净切成粒，煮熟后剁成末；香蕉去皮，用刀把果肉压烂，剁成泥状；熟鸡蛋去壳，取出蛋黄，用刀把蛋黄压碎。

②汤锅中加水煮沸，加入奶酪，倒入牛奶，小火煮沸。

③倒入香蕉泥、胡萝卜拌匀煮沸，再倒入鸡蛋黄拌匀即可。

温馨提示 慢性肠炎、胆囊炎患者及胃酸过多者、虚寒腹泻者忌食。

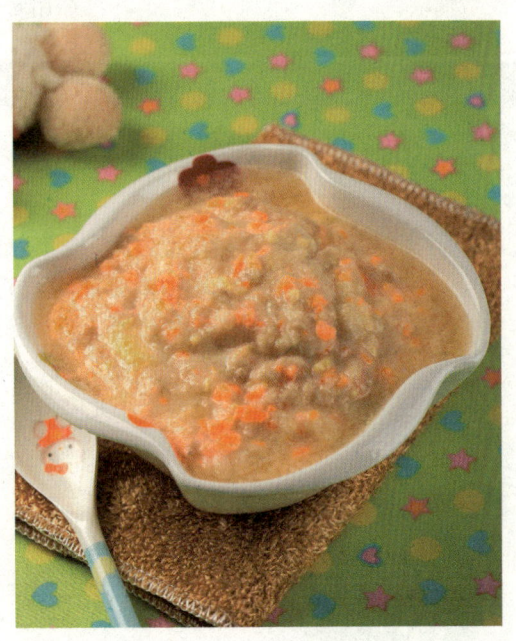

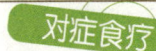

香蕉玉米粥

原料 香蕉、玉米粒、豌豆各适量，大米80克

调料 冰糖12克

做法

①大米泡发洗净；香蕉去皮，切片；玉米粒、豌豆洗净。

②锅置火上，注入清水，放入大米，用大火煮至米粒绽开。

③放入香蕉、玉米粒、豌豆、冰糖，用小火煮至粥成闻见香味时即可食用。

温馨提示 虚寒腹泻、胃酸过多、遗尿者及肠炎、糖尿病患者忌食。

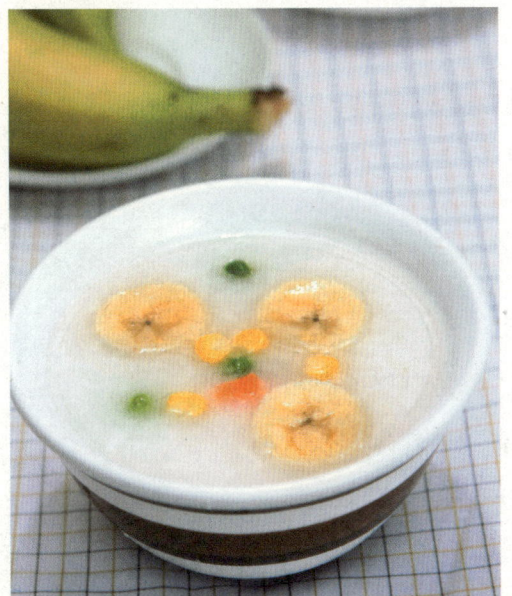

便秘中医食养方

马蹄

别　名	荸荠、乌芋、地粟、地梨
热　量	59千卡/100克
适用量	每次10个左右

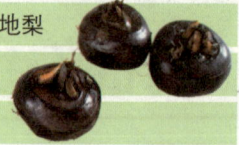

【性味归经】性微凉，味甘；归肺、胃、大肠经　【适合证型】肺阴不足，大肠津枯

利便原理
马蹄含蛋白质、粗纤维、胡萝卜素、B族维生素、维生素C以及铁、钙、磷等矿物质元素，具有清热解毒、凉血生津、利尿通便、化湿祛痰、消食除胀的功效，能促进肠道蠕动和体内的碳水化合物、脂肪、蛋白质三大物质的代谢，调节酸碱平衡，对黄疸、痢疾、小儿麻痹、便秘等疾病有食疗作用。

选购保存
挑选马蹄时要选个头比较大的、新鲜的，大的马蹄保存时间长，颜色红的口感好一些。捏上去硬一点，表面没有破损。如果削开的马蹄里面是黄的，说明马蹄已经不新鲜了。马蹄不宜置于塑料袋内，最好置于通风的竹箩筐中。放在冰箱的冷藏室里保存，可保存三天左右。

食用注意
马蹄属于生冷食物，脾肾虚寒、血虚、血瘀者及经期女性、经常痛经者、小儿消化力弱者忌食。

相宜搭配
宜：马蹄+核桃仁 → 改善消化
宜：马蹄+香菇 → 补气强身
宜：马蹄+黑木耳 → 益胃助食

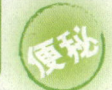

可改善便秘症状的食材、中药材

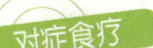

芦荟炒马蹄

原料 芦荟150克，马蹄100克，枸杞5克，姜丝、葱丝各适量

调料 酒、酱油、盐、白糖、素油各适量

做法

①芦荟去皮洗净切条；马蹄去皮洗净切片。

②芦荟和马蹄分别焯水，沥干备用。

③锅烧热，加入素油烧热，下姜丝、葱丝爆香，再下芦荟、马蹄，炒至断生时加料酒、酱油、盐、白糖调味，炒入味后加枸杞拌匀，起锅装盘即可。

温馨提示 脾肾虚寒者、失血过多或久病阴血虚耗者、经期女性不宜食用。

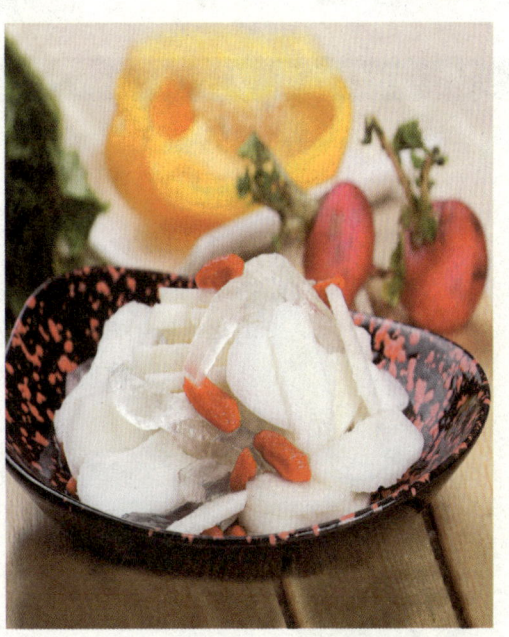

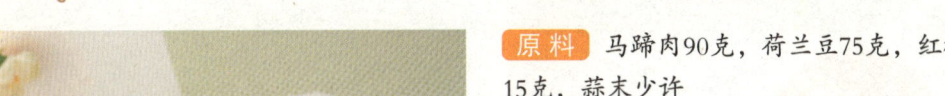

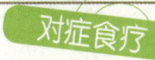

马蹄炒荷兰豆

原料 马蹄肉90克，荷兰豆75克，红椒15克，蒜末少许

调料 盐3克，鸡粉2克，料酒4毫升，水淀粉、食用油各适量

做法

①马蹄肉切片；红椒洗净，去籽切块；荷兰豆择好洗净；以上材料分别焯水后捞出备用。

②用油起锅，放蒜末爆香，倒入焯好的食材翻炒，淋料酒炒香。

③加盐、鸡粉炒匀，水淀粉勾芡即可。

温馨提示 尿路结石者、皮肤病患者、糖尿病患者、经期女性忌食。

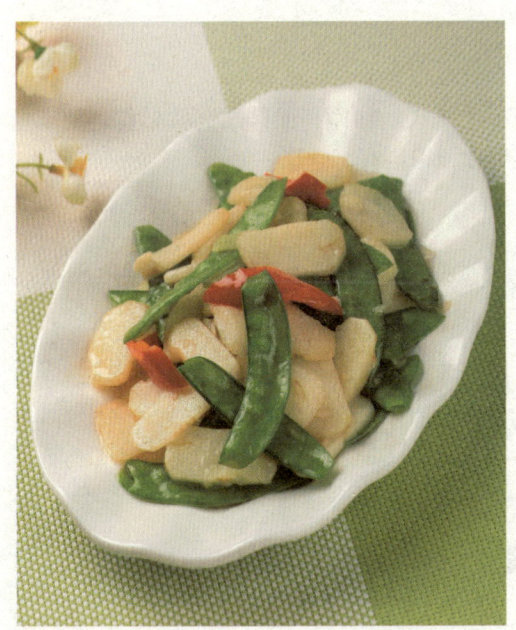

113

便秘中医食养方

桃 子

别 名	佛桃、水蜜桃
热 量	48千卡/100克
适用量	每次1个

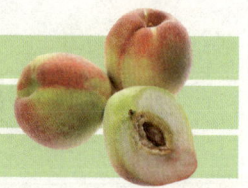

【性味归经】性温，味甘、酸；归肝、大肠经　【适合证型】肝血不足，大肠失润

利便原理　桃子具有补心、解渴、充饥、生津之功效，含较多的有机酸和纤维素，能促进消化液的分泌，促进胃肠蠕动，增强食欲，有助于消化。桃子富含胶质物，这类物质到大肠中能吸收大量的水分，从而达到预防便秘的效果。

选购保存　选购时首先看桃子的外型，以果体大、形状端正、外皮无伤、无虫蛀斑，果色鲜亮者为佳，成熟时果皮多为黄白色，顶端和向阳面微红；其次看硬度，过硬的一般尚未成熟，过软的为过熟桃，肉质极易下陷的已腐烂，不宜选择，要选硬度适中的。宜放入冰箱中冷藏。

食用注意　桃子性热，有内热生疮、毛囊炎、痈疖和面部痤疮者忌食；糖尿病患者忌食；烂桃切不可食，否则有害健康。

搭配宜忌

宜：桃子+牛奶 → → 滋养皮肤

宜：桃子+莴笋 → → 生津止渴

忌：桃子+白酒 → → 易导致头晕

忌：桃子+萝卜 → → 破坏食材中维生素C

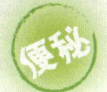

可改善便秘症状的食材、中药材

对症食疗

杨梅桃子汁

原料 杨梅30克，桃子50克

调料 蜂蜜适量

做法

①杨梅洗净，去核；桃子洗净，去皮、核。

②将两种材料放进榨汁机中榨成汁，加上适量蜂蜜搅拌均匀即可。

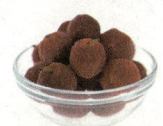

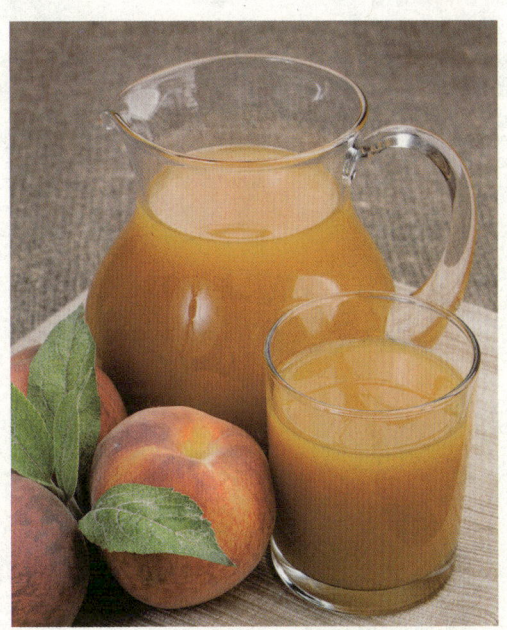

温馨提示 阴虚血热、内热生疮、毛囊炎、痈疖和面部痤疮、糖尿病患者慎食。

对症食疗

水蜜桃牛奶汁

原料 水蜜桃1个

调料 牛奶适量

做法

①水蜜桃洗净，去皮、核。

②将水蜜桃和牛奶一起放进榨汁机中榨成汁，搅拌均匀即可食用。

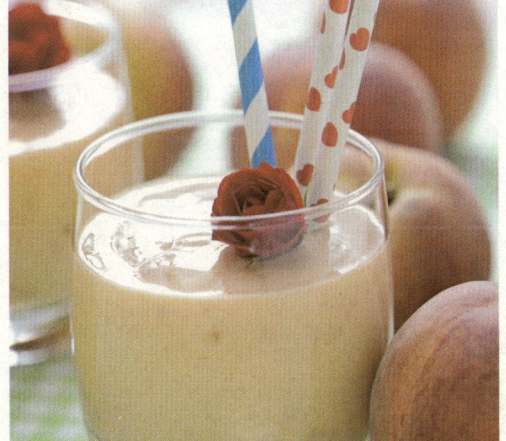

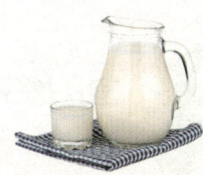

温馨提示 脾胃虚寒作泻、痰湿积饮者及面部痤疮、糖尿病患者慎食。

便秘中医食养方

柚 子

别　名	文旦、气柑
热　量	41千卡/100克
适用量	每天一瓣，约50克

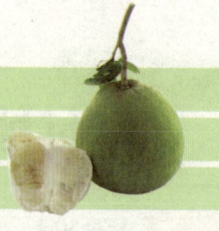

【性味归经】性寒，味甘、酸；归肺、脾经　【适合证型】肺热炽盛，大肠燥结

利便原理
柚子含丰富的蛋白质、碳水化合物、有机酸、维生素、矿物质等营养成分，具有健胃润肺、清肠利便的功效，还可促进伤口愈合，对败血病等有良好的辅助疗效。尤其是柚子中含有的纤维素成分，能促进肠道蠕动，加速排便。

选购保存
选购柚子主要是闻、叩两个环节。闻，即闻香气，熟透了的柚子芳香浓郁；叩，即按压叩打果实外皮，看柚子外皮是否有下陷，下陷没弹性的质量较差。最好选择上尖下宽的柚子，且表皮要薄而光润，色泽呈淡绿或淡黄色，闻之有香气。因为柚皮很厚，所以柚子能储存较长时间，放在阴凉通风处保存即可。

食用注意
气虚体弱、腹部寒冷、常患腹泻者及高血压患者、患肝功能疾病的患者慎食；服用某些特定药物的患者也不宜食用柚子，如服用降脂药、抗过敏药等。

搭配宜忌
宜：柚子+鸡肉 → → 补气、消痰止咳
宜：柚子+螃蟹 → → 刺激肠胃、易引起呕吐
忌：柚子+猪肝 → → 易食物过敏

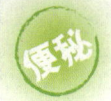

可改善便秘症状的食材、中药材

对症食疗
西红柿沙田柚蜂蜜汁

原料 西红柿2个，沙田柚2瓣

调料 蜂蜜适量

做法

①西红柿洗净后，用开水烫去皮；沙田柚去皮，手撕成果粒状。

②将沙田柚、西红柿放入榨汁机中，搅拌成汁。

③调入蜂蜜即可饮用。

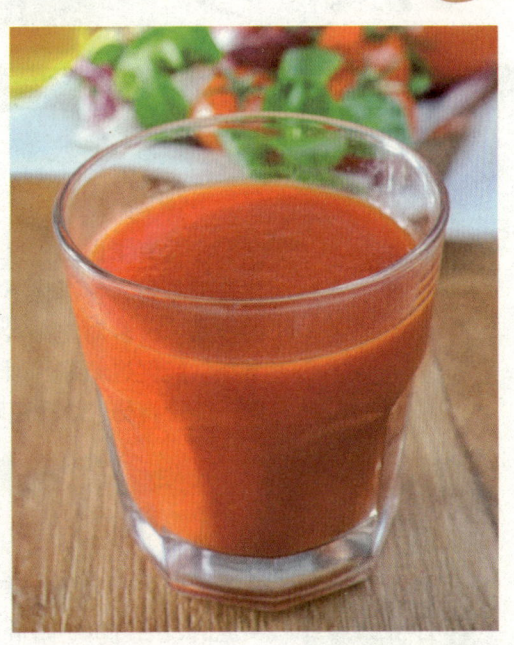

温馨提示 急性胃肠炎、急性细菌性痢疾患者不宜食用；有痛经史的女性在经期不宜食用。

对症食疗
沙田柚菠萝汁

原料 菠萝50克，沙田柚100克

调料 蜂蜜少许

做法

①菠萝去皮，洗净，切块。

②沙田柚去皮，去籽，切块。

③将准备好的材料一起搅打成汁，加蜂蜜拌匀即可。

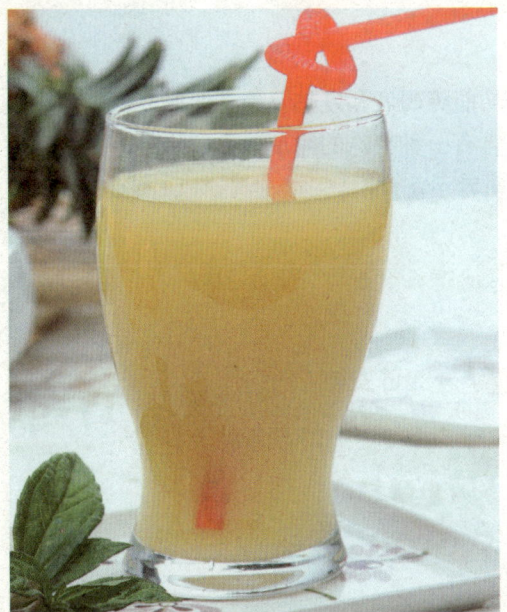

温馨提示 溃疡病、肾脏病、凝血功能障碍的人应禁食；发烧及患有湿疹疥疮者少食。

便秘中医食养方

菠萝

别　名	凤梨、番梨、露兜子
热　量	41千卡/100克
适用量	每次约50克

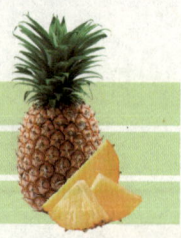

【性味归经】性平，味甘；归脾、胃经　　【适合证型】肝气郁结，大肠气滞

利便原理
菠萝中含有蛋白酶，这种酶在胃中可分解蛋白质，补充人体内消化酶的不足，使消化不良的病人恢复正常消化机能。由于纤维素的作用，菠萝对便秘治疗也有一定的疗效。此外，菠萝富含维生素B_1，能促进新陈代谢，消除疲劳感，并且其含有丰富的膳食纤维，能让胃肠道蠕动更顺畅。

选购保存
选购菠萝主要选择新鲜、成熟、优质的果实。新鲜成熟的菠萝结实饱满，果皮黄中略带青色，表皮凸起物没有磨损，散发清新果香。买回来的菠萝只要放在常温、通风的地方即可，但是不宜长期贮藏。已经削皮的菠萝必须放进冰箱冷藏。

食用注意
溃疡病、肾脏病、凝血功能障碍者和发热及患有湿疹、疥疮者慎食。另外，由于菠萝中含有一种特殊的"菠萝蛋白酶"，能引起过敏反应，故易过敏体质者不宜食用。

搭配宜忌
宜：菠萝+鸡肉 → 镇静安神
忌：菠萝+白萝卜 → 易引起甲状腺肿大

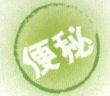

可改善便秘症状的食材、中药材

对症食疗

苹果菠萝桃子汁

原料 苹果1个，菠萝四分之一个，水蜜桃1个

做法

①苹果、桃子均洗净，去核，切成块。

②菠萝去皮，去心，用淡盐水浸泡10分钟，切成块。

③将以上水果一同放入榨汁机中，加入适量水，搅拌至碎即可。

温馨提示 糖尿病患者、肠胃功能不佳者、老年人、儿童应少食。

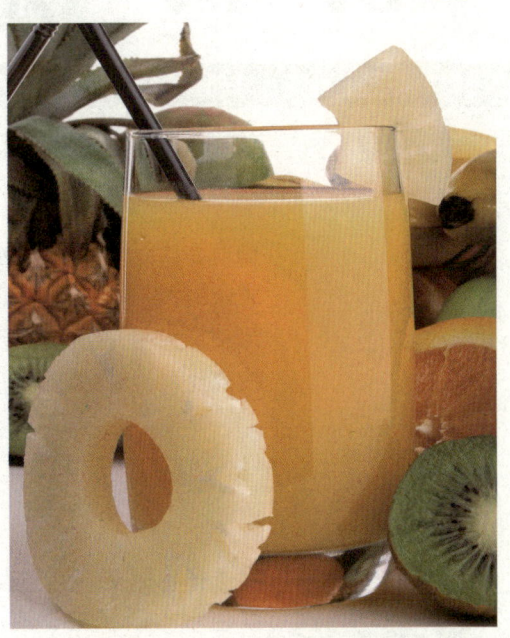

对症食疗

菠萝牛奶蜂蜜汁

原料 菠萝半个，牛奶150毫升

调料 蜂蜜适量

做法

①菠萝去皮，去心，用淡盐水浸泡10分钟，切成块。

②把菠萝放入榨汁机中，加入牛奶，压榨成汁，去果渣，调入蜂蜜拌匀即可饮用。

温馨提示 缺铁性贫血、消化道溃疡病、乳糖酸缺乏症、胆囊炎、胰腺炎患者不宜饮用；脾胃虚寒作泻、痰多者慎食。

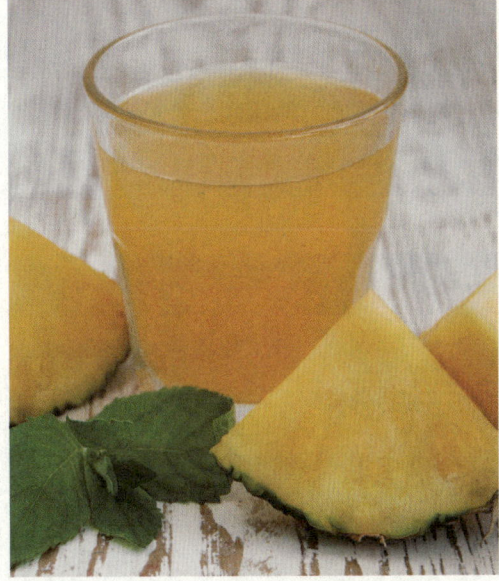

杨梅

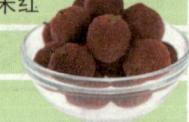

别　名	水杨梅、圣僧梅、龙睛、朱红
热　量	28千卡/100克
适用量	每日5颗为宜

【性味归经】性温，味甘、酸；归肝、胃经　【适合证型】脾胃不和，大肠失运

利便原理
杨梅富含纤维素、矿物质、维生素和一定量的蛋白质、脂肪、果胶及8种对人体有益的氨基酸，能生津止渴，和胃消食，对大肠津枯、大肠燥结型便秘有一定的调节作用。此外，杨梅中含有的抗癌物质，对肿瘤细胞的生长有抑制作用。

选购保存
挑选杨梅时要多留意颜色，过于黑红的杨梅或使盛器有很深的红色水印的杨梅，应尽量避免选购。以选择果面干燥、无水迹、个大浑圆、果实饱满、圆刺、核小、汁多、味甜者为好。肉质酥软者为过熟，肉质过硬者为过生，吃起来酸涩，口感不佳。应置于阴凉处保存。

食用注意
由于杨梅是温热性食物，过多食用会令人发热，所以阴虚津伤、血热、火旺、有牙齿疾患和糖尿病患者、溃疡病患者忌食。

搭配宜忌
宜：杨梅+蜂蜜 → → 生津润燥、补中和胃
宜：杨梅+白酒 → → 开胃健脾
忌：杨梅+鸭肉 → → 影响蛋白质的消化吸收

可改善便秘症状的食材、中药材

对症食疗
冰镇杨梅

原料 杨梅500克

调料 盐适量

做法

① 杨梅洗净,去蒂,放在盐水中泡半小时。

② 把洗净杨梅放入冰箱内冰冻1小时,取出即可。

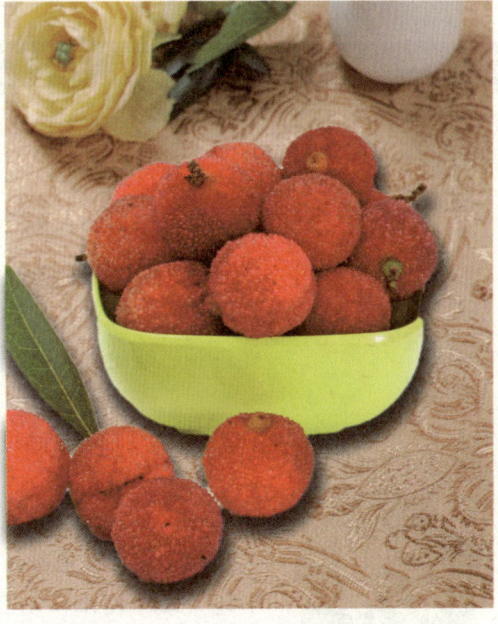

温馨提示 糖尿病、疡病患者慎食;牙痛、胃酸过多、上火者宜少食。

对症食疗
麦仁杨梅粥

原料 麦仁100克,杨梅20克,葱少许

调料 白糖少许

做法

① 麦仁泡发洗净;杨梅洗净,切成两半;葱洗净,切成葱花。

② 锅置火上,注入清水,放入麦仁,用大火煮至麦仁开花。

③ 放入杨梅,用小火煮至粥成,调入白糖入味,撒上葱花即可。

温馨提示 孕妇不宜多食。

便秘中医食养方

哈密瓜

别　名	甜瓜、甘瓜、果瓜
热　量	34千卡/100克
适用量	每天约90克

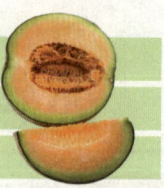

【性味归经】性寒，味甘；归肺、胃、膀胱经　【适合证型】肺阴不足，大肠津枯

利便原理　哈密瓜含碳水化合物、纤维素、苹果酸、果胶、维生素A、B族维生素、维生素C，具有利便、益气、清肺热、止咳的功效，还有清凉消暑、除烦热、生津止渴的作用。哈密瓜所含的膳食纤维能促进肠道蠕动，加速排便。

选购保存　黄皮哈密瓜，皮色越黄，成熟度越好；网纹哈密瓜，其纹路越清晰越好。哈密瓜不易变质，易于储存。但若是已经切开的哈密瓜，则要尽快食用，或用保鲜膜包好，放入冰箱保存。

食用注意　脚气病、黄疸、腹胀、便溏、糖尿病、寒性咳喘患者及产后、病后者忌食。由于哈密瓜性大寒，所以体质偏寒的人群、腹泻的患者都应慎食。

搭配宜忌
宜：哈密瓜+银耳 → → 润肺止咳、滋润皮肤
忌：哈密瓜+海鲜 → → 易过敏反应

可改善便秘症状的食材、中药材

对症食疗
美味香蕉哈密瓜汁

原料 哈密瓜80克，香蕉1根

调料 蜂蜜适量

做法

①哈密瓜去皮，切成块；香蕉去皮，切成块。

②把哈密瓜、香蕉一同放入榨汁机中，榨成汁。

③调入蜂蜜即可食用。

温馨提示 便溏腹泻者、急慢性肾炎及肾功能低下者忌食；畏寒体弱和胃虚的人不宜多吃。

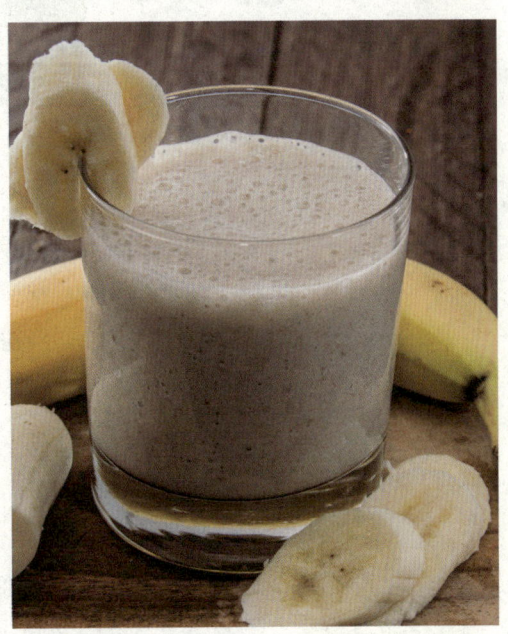

对症食疗
哈密瓜猕猴桃汁

原料 哈密瓜100克，猕猴桃2个

调料 蜂蜜适量

做法

①哈密瓜去皮，切成块；猕猴桃去皮，切成块。

②把哈密瓜、猕猴桃一同放入榨汁机中，榨成汁。

③调入蜂蜜即食。

温馨提示 脾虚便溏、慢性胃炎者忌食。

123

便秘中医食养方

火龙果

别　名	青龙果、红龙果
热　量	51千卡/100克
适用量	每日60克

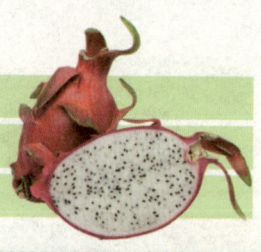

【性味归经】性凉，味甘；归胃、大肠经　【适合证型】脾胃积热，大肠燥结

利便原理
火龙果中含水分较多，还有丰富的蛋白质、膳食纤维、维生素、铁、磷、镁、钾、胡萝卜素、果糖、葡萄糖，其中的膳食纤维是水溶性膳食纤维，对便秘有很好的改善作用。此外，火龙果还具有明目、降火的功效，能预防高血压，还能美容养颜。

选购保存
火龙果越重，代表汁多、果肉丰满，所以购买火龙果时应用手掂量火龙果的重量，越重越好。从总体来看，以外观光滑亮丽、果身饱满、颜色呈鲜紫红色的火龙果为佳。热带水果不宜放入冰箱中保存，建议现买现食或放在阴凉通风处储存。

食用注意
糖尿病患者应忌食；气郁体质、痰湿体质、瘀血体质的人群应少食。另外，由于火龙果性偏凉，所以月经期的女性和体质虚冷者要慎食。

搭配宜忌
宜：火龙果+虾 → → 消热祛燥、增强食欲
忌：火龙果+鲜贝 → → 容易过敏反应
忌：火龙果+巧克力 → → 影响钙的吸收

可改善便秘症状的食材、中药材

【对症食疗】
火龙果牛奶汁

原料 火龙果1个，牛奶100克

做法
①火龙果去皮，切成块。
②把火龙果、牛奶一同放入榨汁机中，榨成汁即可。

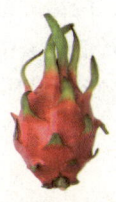

温馨提示 缺铁性贫血、消化道溃疡病、乳糖酸缺乏症、胆囊炎、胰腺炎患者忌食；脾胃虚寒作泻、痰湿积饮者慎食。

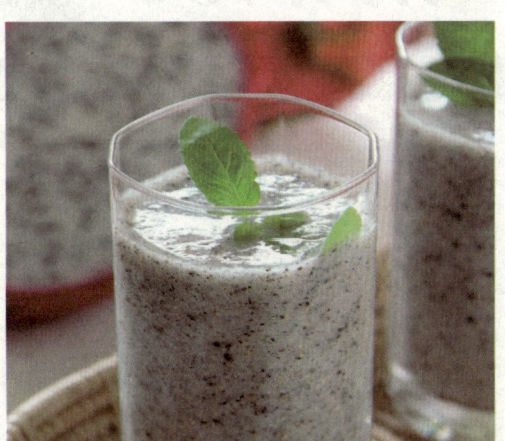

【对症食疗】
火龙果沙拉

原料 苹果半个，猕猴桃1个，红提10颗，火龙果半个

调料 沙拉酱适量

做法
①红提洗净，在淡盐水中泡10分钟，捞起沥干水分，切成两半。
②苹果洗净，去核，切成块；猕猴桃、火龙果去皮，切成块。
③把水果块放入盘子里，混合均匀，放入冰箱冷藏10分钟即可食用；也可加入少量沙拉酱拌食。

温馨提示 糖尿病患者、脾胃虚寒者不宜多食火龙果。

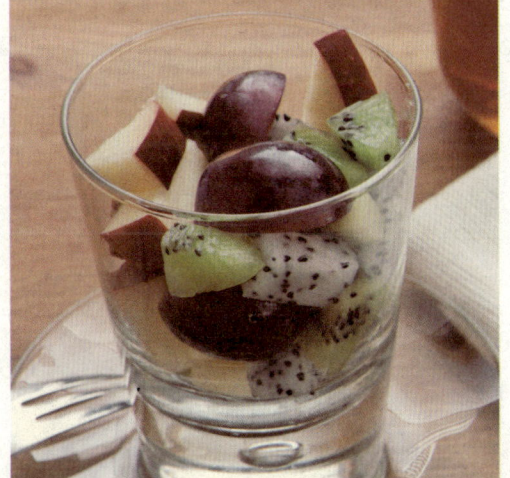

便秘中医食养方

猕猴桃

别　名	毛桃、羊桃、毛梨、奇异果
热　量	56千卡/100克
适用量	每天1~2个

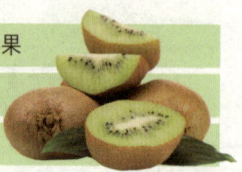

【性味归经】 性寒，味甘、酸；归胃、膀胱经　**【适合证型】** 肺阴不足，大肠津枯

利便原理
猕猴桃含有丰富的碳水化合物、维生素、微量元素、果胶、多种氨基酸，具有润肠通便的作用；果胶可降低血液中胆固醇浓度，预防心血管疾病；其所含的钙可以改善睡眠品质，促进肠胃蠕动，清热降火，润燥通便。

选购保存
优质猕猴桃果外形规则，每颗80~140克，呈椭圆形，表面光滑无皱，果脐小而圆并向内收缩，果皮呈均匀的黄褐色，果毛细而不易脱落。选购猕猴桃时主要看硬度、外表、大小及颜色，以整体软硬一致、体型饱满且无损伤、颜色浓绿色的为佳。宜置通风干燥处保存，且时间不要太长。

食用注意
脾虚便溏、慢性胃炎者忌食。另外，由于猕猴桃性属寒凉，所以月经期女性、体质寒凉人群、尿频及有流产征兆者应慎食。

搭配宜忌
宜：猕猴桃+蜂蜜 → → 清热生津、润燥止渴

宜：猕猴桃+薏米 → → 抑制癌细胞

忌：猕猴桃+动物内脏 → → 破坏食材中维生素C

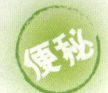

可改善便秘症状的食材、中药材

对症食疗
苹果猕猴桃蜂蜜汁

原料 苹果1个，猕猴桃1个

调料 蜂蜜适量

做法

①苹果洗净，去核，切块。

②猕猴桃去皮，切块。

③把苹果和猕猴桃一起放入榨汁机中，榨成汁，加入蜂蜜搅拌均匀即可。

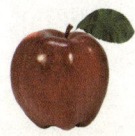

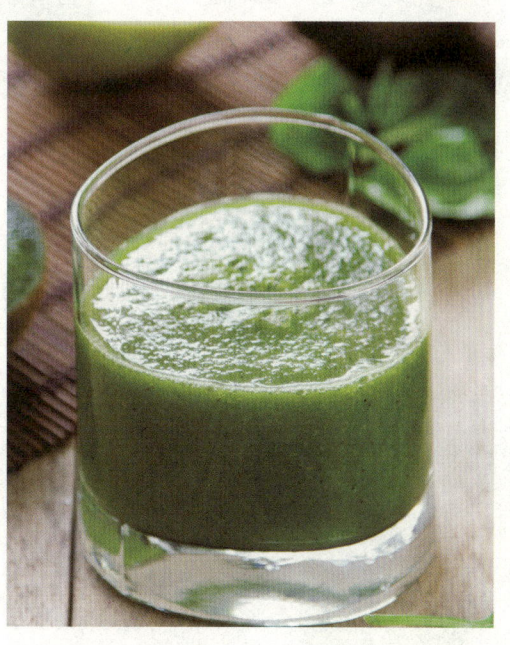

温馨提示 肾炎、糖尿病、冠心病、心肌梗死患者不宜食用。

对症食疗
猕猴桃牛奶汁

原料 猕猴桃2个，牛奶150毫升

调料 蜂蜜适量

做法

①猕猴桃去皮，切块。

②把猕猴桃、牛奶放入榨汁机中，榨成汁。

③加入蜂蜜搅拌均匀，即可食用。

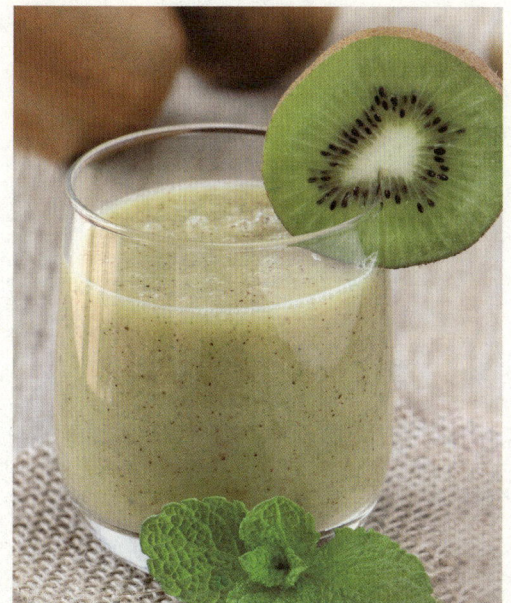

温馨提示 缺铁性贫血、消化道溃疡病、乳糖酸缺乏症、胆囊炎、胰腺炎患者不宜饮用；脾胃虚寒作泻、痰多者应慎服。

便秘中医食养方

核桃仁

别名	山核桃、胡桃仁、胡桃肉
热量	627千卡/100克
适用量	每日5~10个

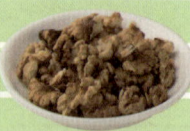

【性味归经】性温，味甘；归肺、肾经　【适合证型】肾阴亏损，大肠失润

利便原理　核桃仁具有滋补肝肾、强健筋骨之功效，其所含丰富的不饱和脂肪酸能减少肠道对胆固醇的吸收，润肠，治疗大便秘结，可使消瘦的人增重。核桃含有丰富的B族维生素和维生素E，可以预防细胞老化，还有健脑、增强记忆力和延缓衰老的作用。

选购保存　选购核桃应选个大、外形圆整、干燥、壳薄、果肉色泽白净、表面光洁、壳纹浅而少者。带壳核桃风干后较易保存，核桃仁要用有盖的容器密封装好，放在阴凉、干燥处存放，避免潮湿。

食用注意　腹泻、阴虚火旺、内热盛重者及痰热咳嗽、便溏腹泻、素有内热盛及痰湿重者不宜食用核桃仁。由于核桃仁含有脂肪油脂，过多食用易导致腹泻，故泄泻者应慎食。

相宜搭配
- 宜：核桃仁+韭菜 → 补肾壮阳、强腰润肠
- 宜：核桃仁+黑芝麻 → 滋阴补肾、预防骨质疏松
- 宜：核桃仁+红枣 → 补中益气

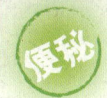

可改善便秘症状的食材、中药材

对症食疗
核桃仁柠檬果汁

原料 核桃仁10颗，柠檬半个，牛奶200毫升

调料 砂糖适量

做法

①柠檬洗净，去皮，切成片。

②核桃仁洗净，沥干水分。

③把柠檬、核桃仁、牛奶一同加入榨汁机中，压榨成汁，加入砂糖搅拌均匀即可。

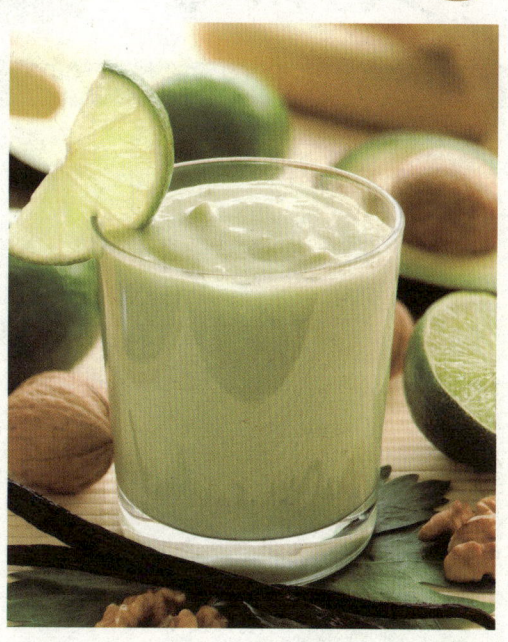

温馨提示 胃溃疡患者、胃酸分泌过多者、龋齿患者和糖尿病患者慎食。

对症食疗
核桃枸杞肉丁

原料 核桃仁40克，瘦肉120克，枸杞5克，姜片、葱段各少许

调料 盐、鸡粉各少许，料酒4毫升，水淀粉、食用油各适量

做法

①瘦肉洗净切丁，放盐、鸡粉、水淀粉腌渍入味，焯水备用。

②核桃仁焯水，过油锅炸出香味，捞出备用。

③锅留底油，放姜片、葱段爆香，倒入瘦肉丁炒散，淋料酒，放枸杞，加盐、鸡粉调味，放核桃仁炒匀即可。

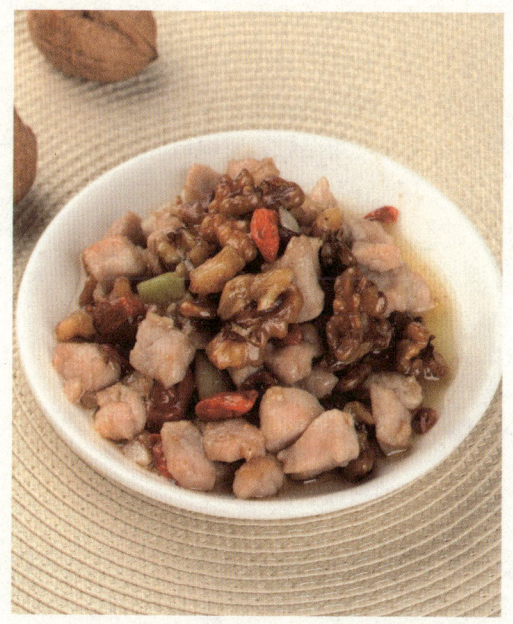

温馨提示 脾胃虚弱、腹泻、内热较重者及素有内热盛、痰多者不宜食用。

便秘中医食养方

葵瓜子

别　名	向日葵子、天葵子、瓜子仁
热　量	606千卡/100克
适用量	每日约50克

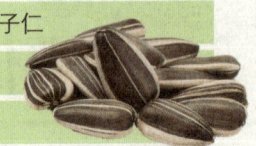

【性味归经】性平，味甘；归肺、大肠经　【适合证型】脾胃不和，大肠失运

利便原理　葵瓜子含蛋白质、不饱和脂肪酸、纤维素、维生素E、钾、磷等，具有补虚损、降血脂、抗癌、通便的功效，适合便秘患者食用。葵瓜子中所含植物固醇和磷脂能够抑制人体内胆固醇的合成，预防血浆胆固醇过多和动脉硬化。

选购保存　挑选葵瓜子时要选颗粒仁丰满、大而均匀、色泽光亮、干燥者。购买葵瓜子时尽量选择原味瓜子，因为很多炒制的瓜子，皮上容易沾上很多灰尘及其他杂物。应密封保存。

食用注意　肝脏病、出血性疾病、急性肠炎、慢性肠炎患者慎食。另外，由于葵瓜子性温，过多食用容易导致口角糜烂，所以口腔溃疡、内火偏盛者不宜食用。

相宜搭配
- 宜：葵瓜子+燕麦 → 润肠通便
- 宜：葵瓜子+芝麻 → 润肠通便
- 宜：葵瓜子+鸡肉 → 炖服改善高血压
- 宜：葵瓜子+核桃 → 补血活血、润肠通便

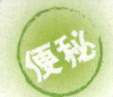

可改善便秘症状的食材、中药材

对症食疗

瓜子仁苹果牛奶汁

原料 瓜子仁50克，苹果1个，牛奶200毫升

调料 蜂蜜适量

做法

①瓜子仁可在油锅内爆炒1分钟；苹果洗净，切成小块。

②把瓜子仁、苹果、牛奶放入榨汁机中榨成汁。

③调入蜂蜜，即可饮用。

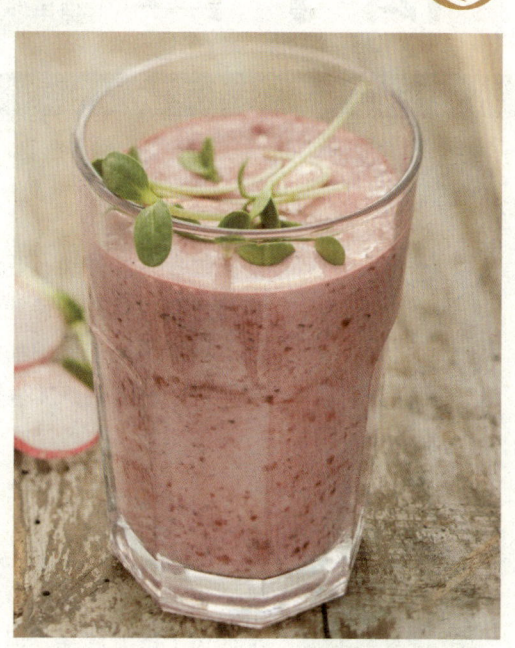

温馨提示 肾炎、糖尿病、冠心病、心肌梗死患者不宜食用。

对症食疗

瓜子燕麦牛奶糊

原料 燕麦100克，瓜子50克，牛奶200毫升

做法

①将瓜子、牛奶放入榨汁机中搅拌均匀。

②燕麦洗净，然后热锅，把牛奶加热至60℃左右。

③加入燕麦，保持70℃以下的温度煮5分钟即可。

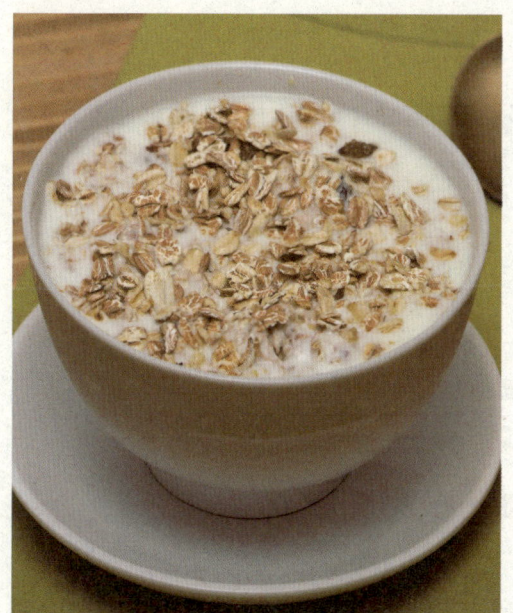

温馨提示 孕妇忌食。

便秘中医食养方

松子仁

别 名	松子、海松子、罗松子、红松果
热 量	698千卡/100克
适用量	每日20克

【性味归经】性平，味甘；归肝、肺、大肠经　【适合证型】肝气郁结，大肠气滞

利便原理
松子仁含有油酸酯、亚油酸酯、蛋白质、挥发油、磷、铁、钙等营养成分，具有强肾补骨、滋阴养液、补益气血、润燥滑肠之功效。特别是松子仁中的油性成分，具有很好的润滑肠道的作用，能促进肠道蠕动，加速排便。

选购保存
挑选松子仁时要选颗粒饱满、大而均匀、色泽光亮、干燥的。置于通风干燥处储存，但是储存时间不宜过长，因为存放过久会产生"油哈喇"味，不宜食用。

食用注意
便溏、精滑、咳嗽痰多、腹泻者忌食。由于松子仁含油脂丰富，所以胆功能严重不良者应慎食。

相宜搭配
宜：松子+鸡肉→→预防心脏病、脑中风
宜：松子+蜂蜜→→治肺燥咳嗽、大便干结
宜：松子+桂圆→→养胃滋补

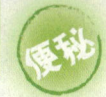

可改善便秘症状的食材、中药材

对症食疗
松子仁水果沙拉

原料 松子仁100克，西红柿1个，圣女果10颗，苹果1个，甜瓜150克

调料 白糖、橄榄油各适量

做法

①将白糖溶化在清水里备用。

②松子仁炒熟去壳；西红柿洗净切块；圣女果洗净切成两半；苹果洗净后去皮切片；甜瓜洗净后去皮、瓤。

③将上述食材与白糖水混合均匀，浇上橄榄油，即可食用。

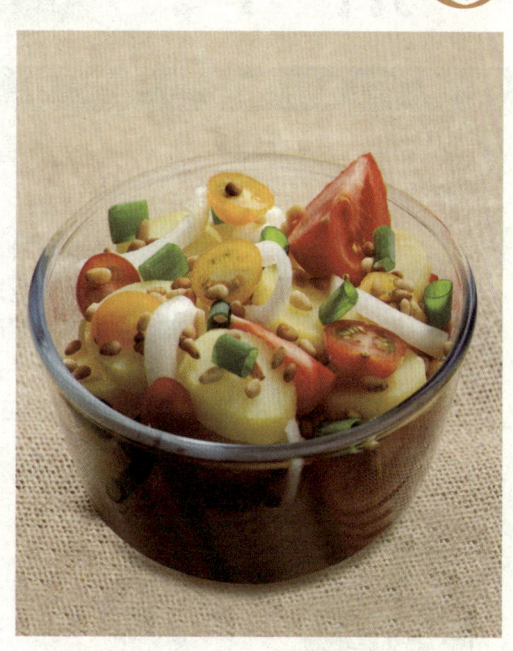

温馨提示 肾炎、糖尿病、冠心病、心肌梗死患者不宜食用。

对症食疗
松子仁拌菜叶

原料 松子仁50克，生菜100克

调料 白糖、橄榄油各适量

做法

①将白糖溶化在清水里备用。

②把沙子放入锅内炒干、炒烫，然后将糖水倒入炒匀，等糖烟刚一冒出，即将松子放入，不停翻炒；翻炒五六分钟后，取几粒松子砸开，如果松子仁呈黄色即熟，筛净沙子，待松子凉后，去壳备用。

③生菜洗净，切成段；把松子仁、生菜拌匀，浇上橄榄油即可。

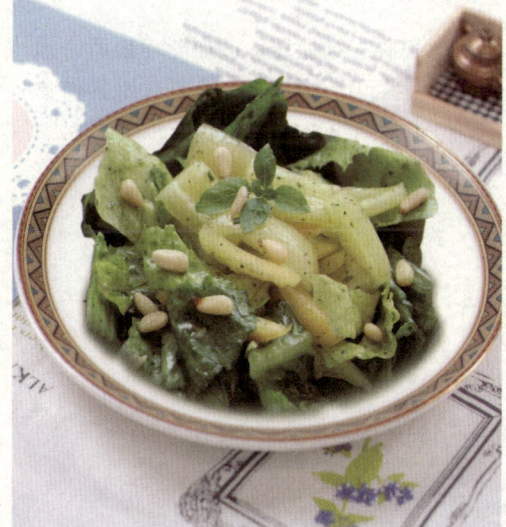

温馨提示 尿频、胃寒的人应少食。

便秘中医食养方

猪 肉

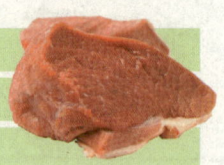

别　名	豚肉、豕肉、彘肉
热　量	143千卡/100克
适用量	每天80～100克

【性味归经】性温，味甘、咸；归脾、胃、肾经　【适合证型】脾胃湿阻，大肠不通

利便原理
猪肉具有滋阴润燥、补虚养血的功效，对消渴羸瘦、热病伤津、便秘、燥咳等病症有食疗作用。猪肉既可提供血红素（有机铁）和促进铁吸收的半胱氨酸，又可提供人体所需的脂肪酸，所以能从食疗方面来改善缺铁性贫血。猪肉中所含的动物性油脂有很好的润滑肠道作用，能加速排便。

选购保存
新鲜猪肉有光泽，红色均匀，用手指压肌肉后凹陷部分能立即恢复。买回的猪肉先用水洗净，然后分割成小块，装入保鲜袋，再放入冰箱保存。

食用注意
体胖、多痰、舌苔厚腻者，冠心病、高血压、高血脂等患者，风邪偏盛者，均应忌食。另外，由于猪肉腻滞，过多食用易伤食道，容易引起消化不良，故腹胀、消化不良者要慎食。

搭配宜忌
宜：猪肉+大蒜 → → 增强体质
宜：猪肉+白萝卜 → → 润肠通便
忌：猪肉+茶 → → 引起便秘
忌：猪肉+杏仁 → → 引起腹痛

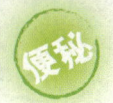

可改善便秘症状的食材、中药材

对症食疗
佛手瓜炒肉片

原料 佛手瓜120克，猪瘦肉80克，红椒30克，姜片、蒜末各少许

调料 盐3克，鸡粉2克，苏打粉少许，生粉7克，生抽3毫升、水淀粉、食用油各适量

做法

① 佛手瓜去皮洗净，去核切片；红椒洗净，去籽切块。

② 猪瘦肉洗净切片，加盐、苏打粉、生粉拌匀腌渍。

③ 用油起锅，放姜片、蒜末爆香，倒入佛手瓜、肉片、红椒块翻炒，加盐、生抽、鸡粉调味，水淀粉勾芡即可。

温馨提示 痰多者、舌苔厚腻者忌食。

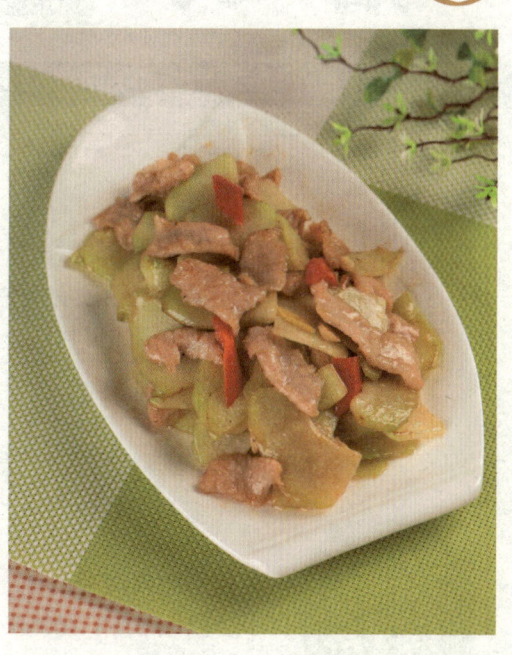

对症食疗
马蹄炒肉片

原料 马蹄肉100克，猪瘦肉150克，红椒片10克，姜片、蒜末各少许

调料 盐3克，鸡粉3克，料酒3毫升，水淀粉适量

做法

① 马蹄肉洗净切片，焯水后捞出；猪瘦肉洗净切片，加少许盐、鸡粉、水淀粉抓匀，腌渍入味，焯水至断生。

② 用油起锅，放姜片、蒜末爆香，放肉片翻炒，淋料酒，放马蹄片、红椒片炒匀。

③ 加盐、鸡粉调味，水淀粉勾芡即可。

温馨提示 脾胃虚寒者、腹泻者、痰多者、舌苔厚腻者、经期女子忌食。

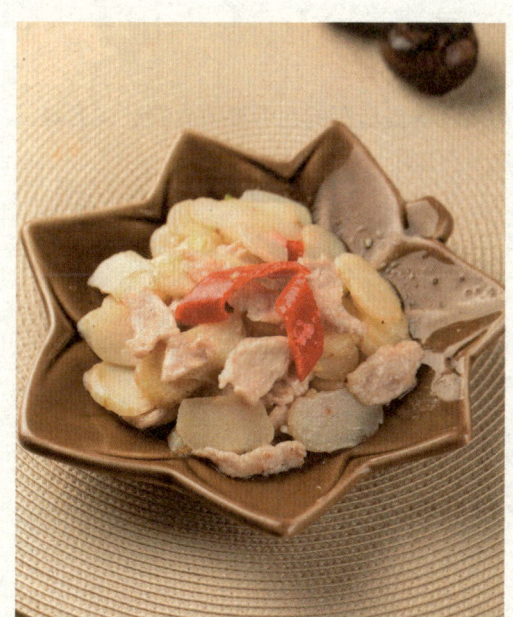

便秘中医食养方

猪 肠

别　名	猪大肠
热　量	196千卡/100克
适用量	每日80~100克

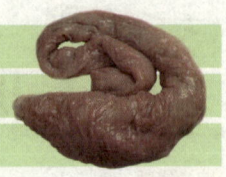

【性味归经】性微温，味甘；归大肠经　【适合证型】中气下陷，大肠气滞

利便原理　猪肠中的油脂非常丰富，能润滑肠道，促进肠道蠕动，可辅助治疗便秘。猪肠还有润燥、补虚、止渴、祛风、解毒、止血的功效，能去下焦风热、止小便数，主治肠风便血、血痢、痔漏、脱肛等症。

选购保存　选购动物肉类要赶早不赶晚，因为早的比较新鲜。猪肠以不黏手、颜色略灰、肠体略粗的为佳。黏手、颜色很深，甚至有黑色等颜色掺杂其中，说明制作过程不干净，不宜购买。猪肠适合煮熟后冷冻保存。

食用注意　风寒感冒及感冒前后的患者、脾虚滑泻的患者要慎食猪肠；月经期的女性及体质寒凉者也不宜食用。

相宜搭配
宜：猪肠+香菜→→增强免疫力
宜：猪肠+豆腐→→健脾开胃
宜：猪肠+葱→→健脾和胃

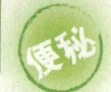

可改善便秘症状的食材、中药材

对症食疗
菜心蚕豆煲肥肠

原料 猪肠400克，菜心200克，蚕豆少许

调料 酱油、料酒、盐、味精、食用油各适量

做法

①猪肠剪开洗净，切片；菜心洗净，切段，用沸水焯熟后装盘；蚕豆去壳洗净。

②炒锅注油烧热，放入猪肠炒至变色，再放入蚕豆一起翻炒。

③炒至熟，倒入酱油、料酒拌匀，加入盐、味精，起锅倒在盘中的菜心上即可。

温馨提示 感冒患者、脾虚滑泻者、痔疮出血者、消化不良者慎食。

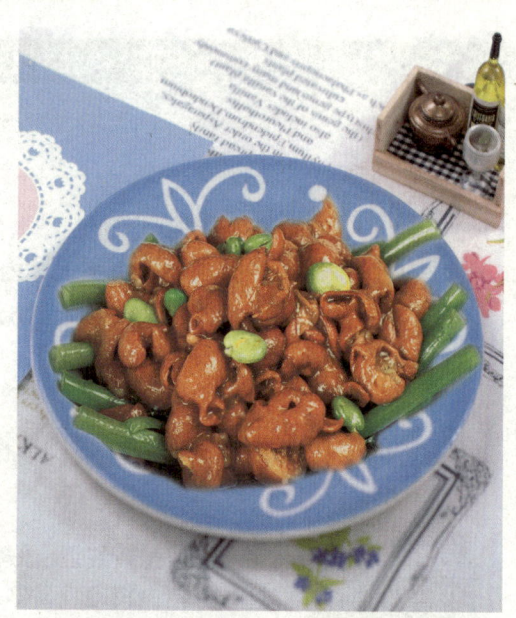

对症食疗
猪肠煲豆腐

原料 猪肠200克，豆腐200克，香菜、胡萝卜、葱各少许

调料 盐、食用油各适量

做法

①猪大肠剪开，洗净切条；豆腐洗净切片；香菜洗净，切段；胡萝卜洗净切丝；葱洗净，切末。

②锅中注油烧热，放入猪肠稍炒后，再放入豆腐炒匀，注入适量水焖煮。

③煮熟加盐调味，再放入葱拌匀，撒上香菜、胡萝卜丝即可。

温馨提示 感冒患者、脾虚滑泻者及痛风、肾病、缺铁性贫血、腹泻患者慎食。

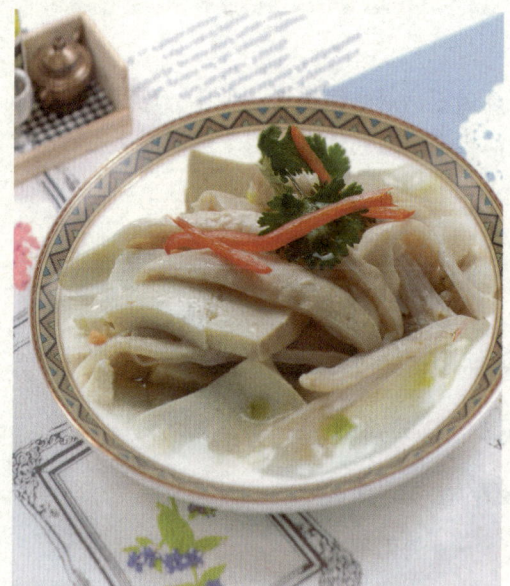

便秘中医食养方

猪血

别　名	血豆腐
热　量	55千卡/100克
适用量	每次50克

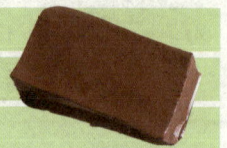

【性味归经】性平，味咸；归肝、脾经　【适合证型】肝血不足，大肠失润

利便原理　猪血中的血浆蛋白被人体内的胃酸分解后能产生一种解毒、清肠的分解物，可将人体内毒素排出体外，同时也有润肠通便的功效，能在一定程度上防治便秘。另外，猪血富含铁，对贫血而面色苍白者有改善作用，是理想的排毒养颜食物。

选购保存　猪血一般呈暗红色，假猪血由于添加了血红色素等，颜色十分鲜艳；好猪血较硬、易碎，假猪血由于添加了甲醛等化学物质，柔韧且不易破碎；切开猪血块后，好猪血切面粗糙，有不规则小孔，假猪血切面光滑平整，看不到气孔；好的猪血有淡淡的腥味，如果闻不到腥味，则是假猪血。猪血应放入冰箱冷藏保存。

食用注意　高胆固醇血症、肝病、高血压、冠心病患者应少食；凡有病在身的患者要忌食；患有上消化道出血病症者及胃下垂、痢疾患者也应忌食。

搭配宜忌
- 宜：猪血+韭菜 → 清肺健胃
- 宜：猪血+菠菜 → 润肠通便
- 忌：猪血+海带 → 导致便秘
- 忌：猪血+黄豆 → 消化不良

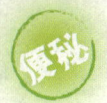

可改善便秘症状的食材、中药材

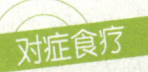 对症食疗

裙带菜猪血汤

原料 猪血180克，圣女果40克，裙带菜50克，姜末、葱花各少许

调料 鸡粉2克，盐2克，胡椒粉少许，食用油适量

做法

①圣女果洗净切小块；洗好的裙带菜切成丝；洗净的猪血切小块，焯水后沥干备用。

②用油起锅，下姜末爆香，倒入圣女果翻炒，撒上裙带菜丝煮至食材析出水分，加水拌匀。

③加鸡粉、盐煮沸，倒入猪血轻搅，撒上胡椒粉煮至食材熟透，撒上葱花即可。

温馨提示 痢疾、腹泻、肝病、高血压、冠心病患者忌食。

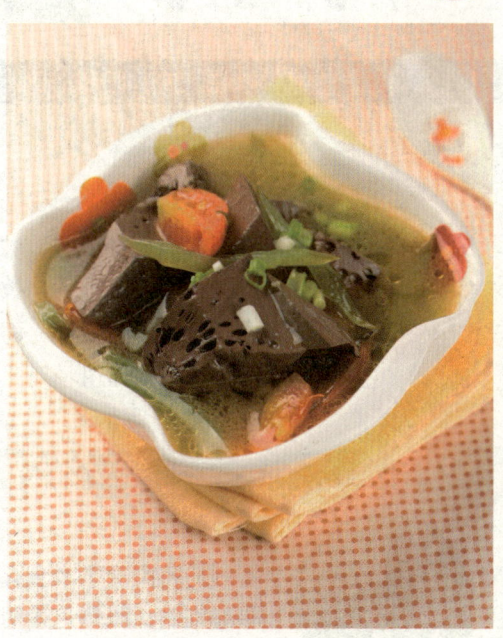

 对症食疗

韭菜花烧猪血

原料 韭菜花100克，猪血150克，红椒1个，上汤200毫升，蒜、姜各适量

调料 盐、味精、食用油各适量

做法

①猪血切块；韭菜花切段；姜切片；蒜去皮切片；红椒切块。

②锅中水烧开，放猪血焯烫，捞出沥水。

③油烧热，爆香蒜、姜、红椒，加入猪血、上汤及调味料煮入味，再加入韭菜花即可。

温馨提示 痢疾、肝病、冠心病患者及消化不良、肠胃功能较弱者忌食。

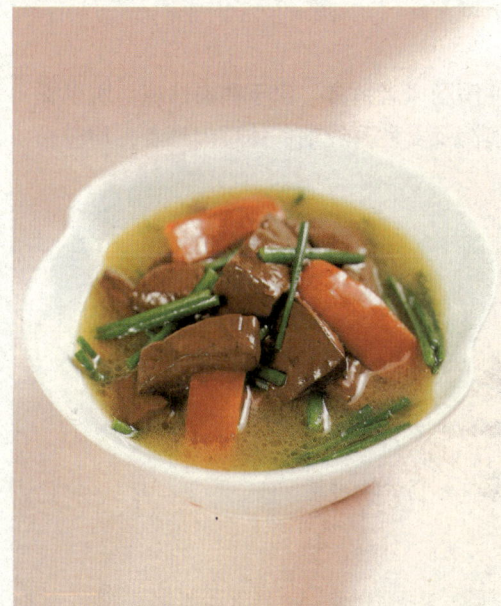

139

便秘中医食养方

鸭肉

别名	鹜肉、家凫肉、扁嘴娘肉、白鸭肉
热量	240千卡/100克
适用量	每次约50克

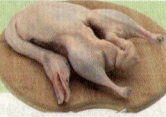

【性味归经】 性寒，味甘、咸；归脾、胃、肺经　　**【适合证型】** 脾胃积热，大肠燥结

利便原理

鸭肉具有大补虚劳、滋五脏之阴、清虚劳之热、补血行水、养胃生津、止咳镇惊的功效，能润滑肠道，具有很好的通便作用。鸭肉不仅脂肪含量低，而且所含脂肪主要是不饱和脂肪酸，能起到保护心脏的作用。

选购保存

新鲜的鸭肉除了本身腥味之外，没有臭味、刺鼻味；新鲜鸭子的眼球饱满，眼睛色泽明亮，而且眼睛还呈全开或半开状，而如果鸭肉放久了或已经变质，眼睛会凹陷；鸭肉上的脂肪呈淡黄色，如果不新鲜，鸭肉脂肪的黄色就会变淡，而且肉质发黏。保存鸭肉的方法很多，我国农村常用熏、腊、风干、腌等方法保存。

食用注意

阳虚脾弱、外感未清、便泻肠风者慎食。由于鸭肉性凉，所以脾胃阴虚、寒凉者，经常腹泻及女性月经期、体质偏寒者，均应忌食或禁食。

搭配宜忌

宜：鸭肉+山药 → → 滋阴润肺
宜：鸭肉+豆豉 → → 减脂瘦身
忌：鸭肉+板栗 → → 易食物过敏

可改善便秘症状的食材、中药材

对症食疗
鸭肉炖黄豆

原料 鸭半只，黄豆200克

调料 盐、味精各适量

做法

①将鸭洗净斩块。

②鸭块与黄豆一起入锅中过沸水，捞出。

③上汤倒入锅中，放入鸭子和黄豆，炖1小时后调入盐、味精即可。

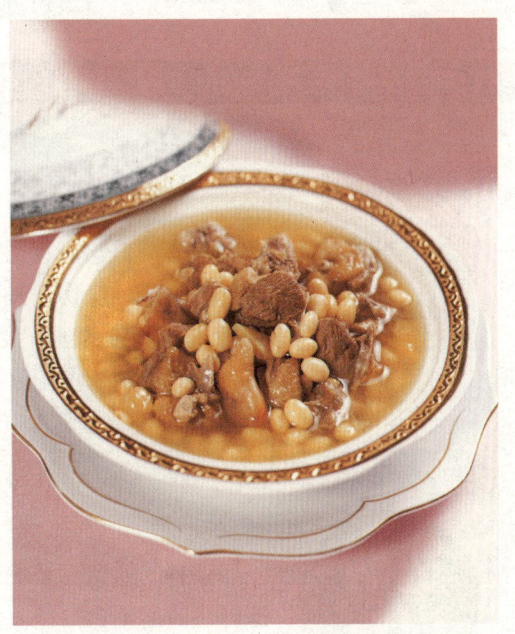

温馨提示 消化功能不良、胃脘胀痛、腹胀等有慢性消化道疾病的人应尽量少食。

对症食疗
菠萝炒鸭丁

原料 鸭肉200克，菠萝肉180克，彩椒50克，姜片、葱段各少许

调料 盐4克，鸡粉2克，料酒6毫升，水淀粉、生抽、食用油各适量

做法

①菠萝肉切丁，洗净的彩椒切块；上述材料一起焯水，捞出备用。

②洗好的鸭肉切成肉丁，加生抽、料酒、盐、鸡粉、水淀粉拌匀上浆。

③用油起锅，放姜片、葱段爆香，倒入鸭丁翻炒，加料酒、盐、鸡粉翻炒，水淀粉勾芡即可。

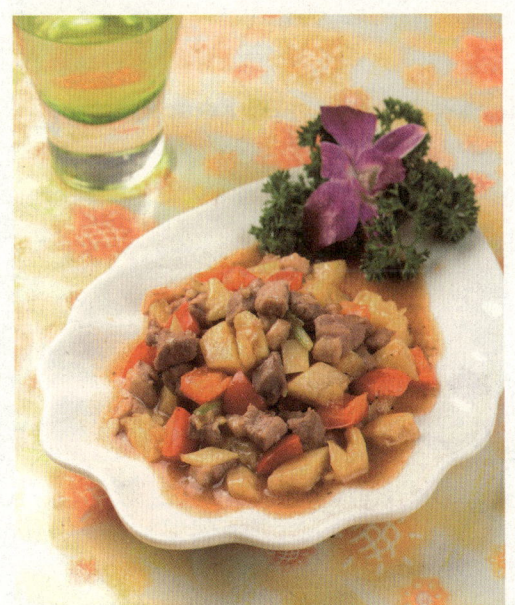

温馨提示 外感未清、便泻肠风者及过敏体质者、溃疡患者忌食。

便秘中医食养方

鳕鱼

别　名	大头青、大口鱼、大头鱼、鳘鱼
热　量	88千卡/100克
适用量	每次90克左右

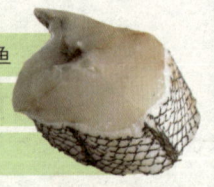

【性味归经】性平，味甘；归肝、胃经　　【适合证型】肝血不足，大肠失润

利便原理　鳕鱼具有活血止痛、通便的功效，对于跌打损伤、脚气、咯血、便秘、褥疮、烧伤、外伤的创面及阴道、子宫颈炎等有一定的食疗效果。鳕鱼的肉、骨、鳔、肝均可入药，鳕鱼的肝油品质较高，具有抑制结核杆菌、迅速液化坏疽组织等功效。

选购保存　一般市售的鳕鱼都是切成块状的。新鲜鳕鱼的肉略带粉红色，冰冻鳕鱼的肉则为白色。鱼身较为圆润、肉质有弹性的比较好。可以在鳕鱼的表面抹上盐，用保鲜膜包好，放入冰箱冷冻保存，这样保存时间比较长。

食用注意　鳕鱼属于海产鱼种，其嘌呤含量极高，所以痛风病患者、尿酸过高的患者要忌食。

相宜搭配
宜：鳕鱼+黑木耳 → → 改善消化
宜：鳕鱼+香菇 → → 增强食欲
宜：鳕鱼+芦笋 → → 提高免疫力

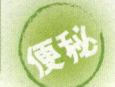

可改善便秘症状的食材、中药材

对症食疗

清蒸鳕鱼泥

原料 鳕鱼片200克，鸡蛋1个

调料 盐、胡椒粉各适量

做法

①鳕鱼洗净去皮和骨，切成细丁，盛入大碗中，加盐和胡椒粉拌匀。

②移入蒸锅，大火快蒸5分钟后熄火，趁热打入鸡蛋拌匀即可食用。

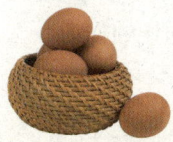

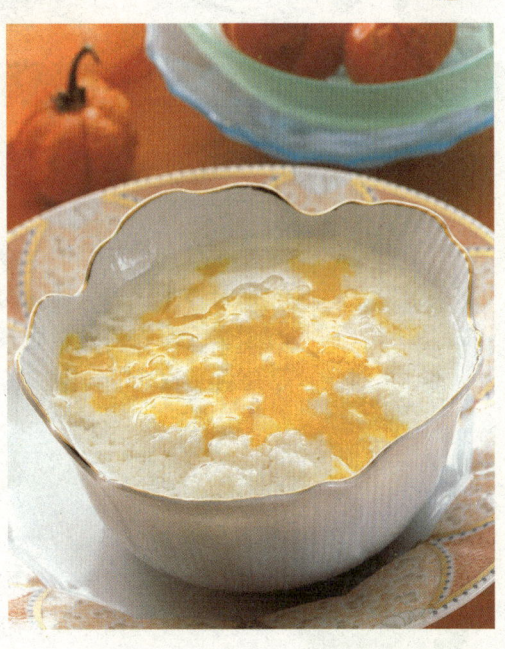

温馨提示 痛风、尿酸过高患者忌食。

对症食疗

什锦鳕鱼盏

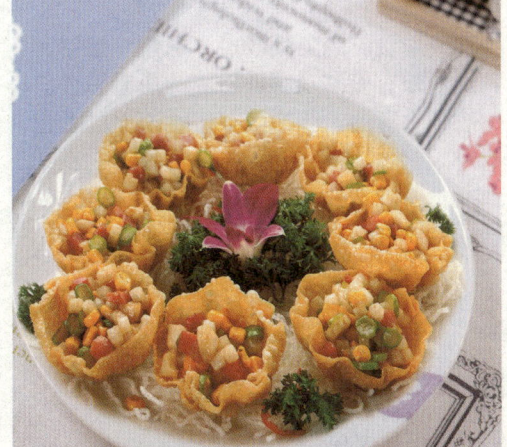

原料 大黄皮豆腐盏、鳕鱼、白萝卜、玉米粒、粉丝、鸡蛋、蜜枣、干葱、蒜蓉各适量

调料 盐、味精、淀粉、食用油各适量

做法

①鳕鱼洗净，切粒，拌入盐、蛋黄、淀粉，油炸至金黄色，捞出控油；再将粉丝入油锅中炸至起泡，捞出，分别垫入盘底；白萝卜、蜜枣分别洗净，切粒。

②爆香干葱、蒜蓉，下入所有原材料、调味料炒匀，装入大黄皮豆腐盏中，再将大黄皮盏放在粉丝上即可。

温馨提示 痛风、糖尿病患者及尿酸过高患者忌食。

• 便秘中医食养方 •

海 参

别　名	刺参、海鼠
热　量	78千卡/100克
适用量	每天80克

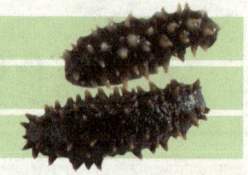

【性味归经】性平，味甘、咸；归肺、肾、大肠经　【适合证型】肾阳虚衰，大肠寒凝

利便原理

海参具有补肾益精、养胎利产等阴阳双补功效，长期服用可以增强身体抵抗力，通肠润燥。另外，海参的营养丰富，其中含有的微量元素钒的含量居各种食物之首，可以参与血液中铁的输送，增强造血功能，滋养肠壁，从而起到通便的作用。

选购保存

海参的种类较多，选购时要仔细。一般来说，选购盐渍海参和即食海参应选择体大、肉厚、无泥沙的为好；干海参色泽应为黑灰色或灰色，以体形完整端正、个体均匀、大小基本一致、结实而有光泽者为佳。入冷冻箱中单冻后密封冷冻储藏。

食用注意

儿童、类风湿症患者要少吃或忌食。患急性肠炎、菌痢、感冒、咳痰、气喘及大便溏薄、出血兼有瘀滞及湿邪阻滞的患者忌食。另外，由于海参性滑腻，故脾胃有湿、咳嗽痰多、舌苔厚腻者也不宜过多食用。

搭配宜忌

宜：海参+鸭肉 → → 滋补五脏
宜：海参+菠菜 → → 生津润燥
忌：海参+柿子 → → 引起腹痛
忌：海参+醋 → → 影响口感

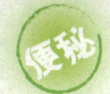

对症食疗

蒜薹炒海参

原料 猪肉、海参各250克，蒜薹100克

调料 盐3克，酱油、水淀粉、食用油各适量

做法

①猪肉洗净，切块；海参洗净，切块；蒜薹洗净，切段。

②起油锅，放入猪肉、海参炒一会儿，再放入蒜薹同炒，加盐、酱油炒至入味。

③起锅前，用水淀粉勾芡即可。

温馨提示 儿童及脾胃有湿、咳嗽痰多、舌苔厚腻者不宜食用。

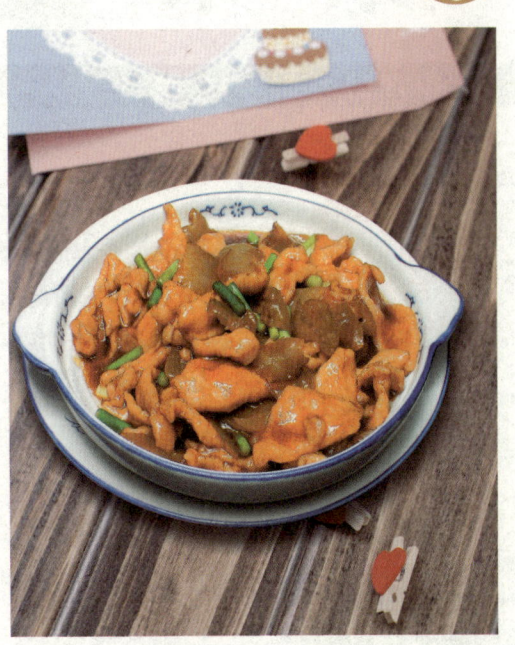

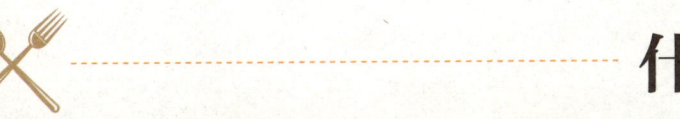

对症食疗

什锦海参

原料 海参200克，鲜虾仁100克，胡萝卜、青椒、红椒、芦笋各适量

调料 盐、鸡精、酱油、红油、食用油各适量

做法

①海参洗净；鲜虾仁洗净，切粒；胡萝卜洗净切丁；青椒、红椒均去蒂洗净，切丁；芦笋洗净，焯熟后备用。

②热锅下油，入海参炒一会，再放入虾仁、胡萝卜、青椒、红椒同炒，加盐、鸡精、酱油、红油炒至入味，稍微加点水，待汤汁收干后，装盘。

③将芦笋摆盘即可。

温馨提示 儿童、类风湿症患者及心血管疾病、脾胃有湿、咳嗽痰多者忌食。

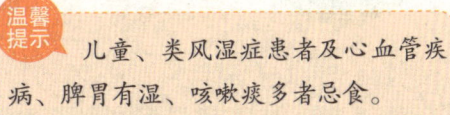

便秘中医食养方

紫 菜

别 名	紫英、索菜、灯塔菜
热 量	207千卡/100克
适用量	每次15克

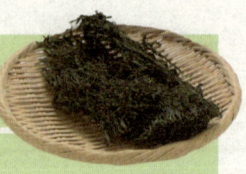

【性味归经】性寒、味甘、咸；归肺经　【适合证型】肺热炽盛，大肠燥结

利便原理
紫菜中1/5的营养成分是膳食纤维，可以促进排便，将有害物质排出体外，保持肠道健康。紫菜具有化痰软坚、清热利水、补肾养心的功效。紫菜中含有丰富的钙、铁元素，可使儿童、老人的骨骼、牙齿得到保健。

选购保存
选购紫菜时应以色泽紫红、无杂质、干燥的紫菜为佳。紫菜是海味品，容易还潮变质，所以储存时最好装在密封干燥的黑色塑料袋中，放置在清洁、阴凉、避光处或冰箱内。

食用注意
关节炎、结石、甲状腺功能亢进者忌食。另外，由于紫菜性寒，所以平时脾胃虚寒、腹痛便溏之人忌食，且腹胀、腹痛的患者也不宜食用紫菜。

搭配宜忌
宜：紫菜+白萝卜 → → 清心开胃
宜：紫菜+田螺 → → 营养丰富
忌：紫菜+柿子 → → 影响消化

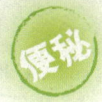

可改善便秘症状的食材、中药材

对症食疗

肉末紫菜豌豆粥

原料 大米100克,猪肉50克,紫菜20克,豌豆30克,胡萝卜30克

调料 盐、鸡精各适量

做法

①紫菜泡发,洗净;猪肉洗净,剁成末;大米淘净,泡好;豌豆洗净;胡萝卜洗净,切成丁。

②锅中加水,放进大米、豌豆、胡萝卜,大火烧开,下猪肉煮至熟。

③小火将粥煮成,放进紫菜拌匀,加盐、鸡精调味即可。

温馨提示 关节炎、结石、甲状腺功能亢进者及尿路结石者、皮肤病患者忌食。

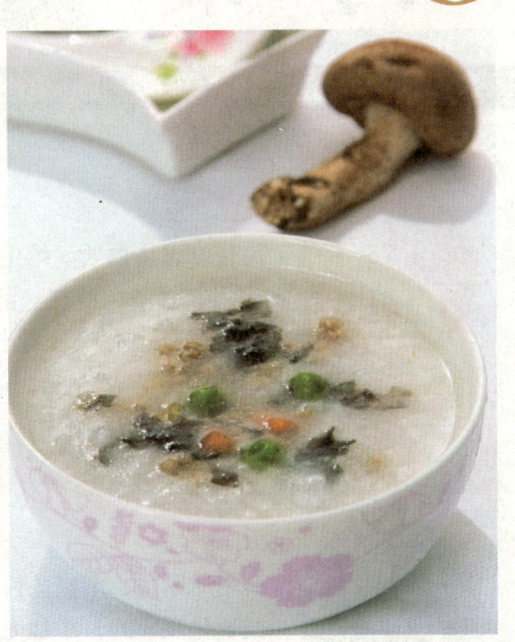

对症食疗

三丝紫菜汤

原料 香干150克,鲜香菇50克,水发紫菜100克,姜丝、葱花各少许

调料 盐2克,鸡粉2克,料酒4毫升,胡椒粉少许,食用油适量

做法

①洗净的香干切丝;洗好的香菇切丝。

②用油起锅,放姜丝爆香,倒入香菇炒匀,淋料酒,加水煮沸,放香干、水发好的紫菜煮沸。

③放盐、鸡粉拌匀调味,撒少许胡椒粉、葱花即可。

温馨提示 关节炎、结石、甲状腺功能亢进者忌食。

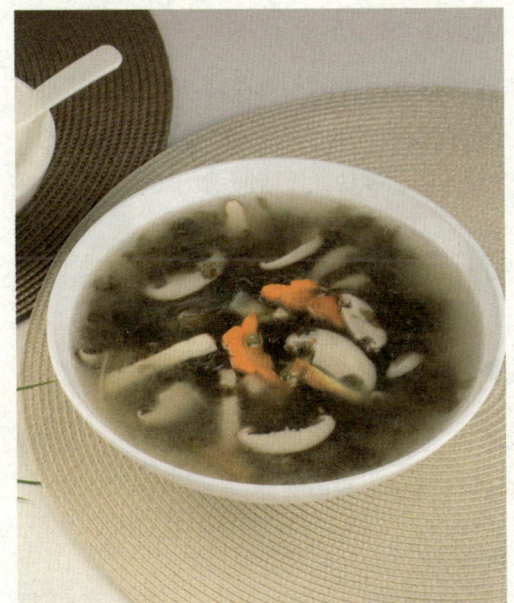

便秘中医食养方

海带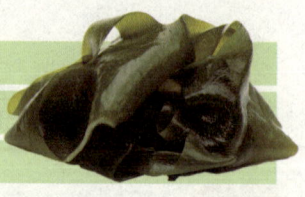

别　名	昆布、江白菜
热　量	12千卡/100克
适用量	每餐15克

【性味归经】 性寒，味咸；归肝、胃、肾经　**【适合证型】** 肺热炽盛，大肠燥结

利便原理
海带富含蛋白质、维生素A、褐藻多糖及矿物质等营养成分，能化痰、软坚、清热、降血压、防治夜盲症、维持甲状腺正常功能。另外，海带含有丰富的膳食纤维，能促进肠道蠕动，加速排便。

选购保存
海带质厚实、形状宽长、身干燥、色淡黑褐或深绿、边缘无碎裂或黄化现象的，才是优质海带。将干海带剪成长段，洗净，用淘米水泡上，煮30分钟，放凉后切成条，分装在保鲜袋中放入冰箱里冷冻起来。

食用注意
孕妇、甲状腺功能亢进者、脾胃虚寒者、身体消瘦者忌食。另外，哺乳期的妇女和怀孕的妇女应尽量少吃海带，因为婴儿和胎儿如果摄入太多的碘，会造成甲状腺功能障碍问题。

搭配宜忌
- 宜：海带+木耳 → 促进营养吸收
- 宜：海带+冬瓜 → 降血脂、降血压
- 忌：海带+柿子 → 降低食材中营养

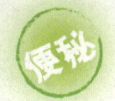

可改善便秘症状的食材、中药材

对症食疗

海带土豆条炖肉

原料 清蒸肉200克，海带、土豆各150克，香菜、葱花各少许，高汤适量

调料 盐、鸡精、食用油各适量

做法

①清蒸肉切块；海带泡发洗净，切片；土豆去皮洗净，切条；香菜洗净，切段备用；葱洗净，切末。

②锅下油烧热，放入土豆炸至五成熟，再放入海带、清蒸肉，加盐、鸡精，倒入高汤，炖煮至熟，撒上葱花、香菜段即可。

温馨提示 孕妇、甲状腺功能亢进者、脾胃虚寒者、身体消瘦者、糖尿病患者、腹胀者忌食。

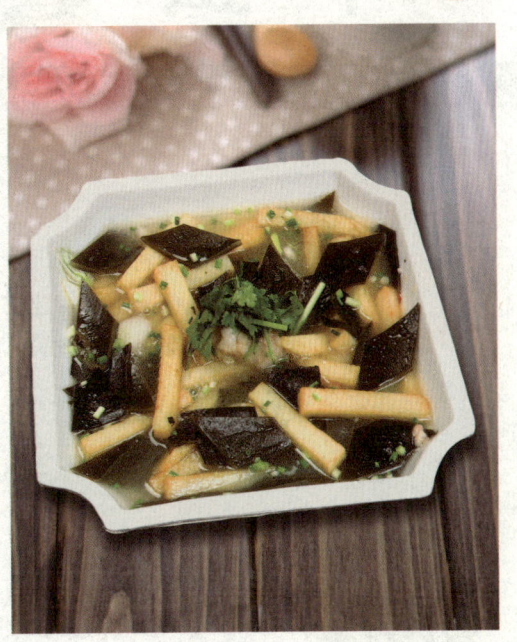

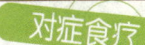

对症食疗

白萝卜海带汤

原料 白萝卜200克，海带180克，姜片、葱花各少许

调料 盐2克，鸡粉2克，食用油适量

做法

①洗净去皮的白萝卜切丝；洗好的海带切丝，备用。

②用油起锅，放姜片爆香，倒入白萝卜丝炒匀，加水煮沸，倒入海带煮沸。

③放入适量盐、鸡粉，用勺搅匀，煮沸，撒上葱花即可。

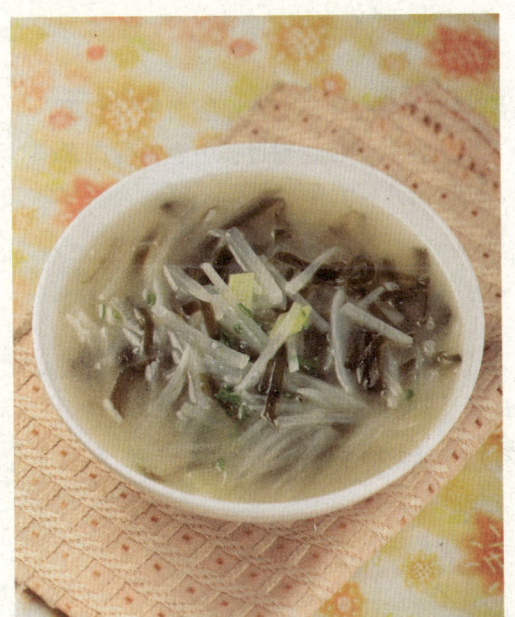

温馨提示 孕妇、甲状腺功能亢进患者、脾胃虚寒者、先兆流产患者忌食。

便秘中医食养方

蜂 蜜

别 名	石蜜、食蜜、白蜜、蜂糖
热 量	321千卡/100克
适用量	常用量约20克

【性味归经】 性平，味甘涩；归肺、大肠经　**【适合证型】** 肺热炽盛，大肠燥结

利便原理
蜂蜜中所含的氨基酸能改善血液循环，促进胃肠蠕动，滋养肠道，润肠通便，加速排便。蜂蜜还能改善血液的成分，改善心脑血管功能，促进睡眠，对肝脏有保护作用。

选购保存
以色浅、光亮透明、黏稠适度的蜂蜜为佳，且有浓厚的天然花蜜的香气，尝之清爽、细腻、味甜，喉感清润，余味轻悠。取少许蜂蜜，放在洁净干燥的手心上，用手指搓捻，一般纯正的蜂蜜结晶或凝固结晶都比较黏且细腻，用手指捻后无粗糙感。存放环境要避光、通风，保持干燥。温度过高时，可放入冷藏箱保存。

食用注意
糖尿病患者宜少食，湿阻中焦的脘腹胀满、苔厚腻者不宜食用。另外，由于婴幼儿抵抗力低下，蜂蜜在运输过程中容易受肉毒杆菌污染，食用后易中毒，所以婴儿要慎食。

搭配宜忌
宜：蜂蜜+牛奶→ →提高免疫力、润肠通便

忌：蜂蜜+鲫鱼→ →易食物中毒

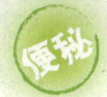

part 1　part 2　便秘

可改善便秘症状的食材、中药材

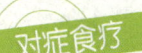
对症食疗

胡萝卜蜂蜜汁

原料　胡萝卜80克，冷开水适量

调料　蜂蜜15克

做法

①胡萝卜去皮洗净，切成小块。

②把胡萝卜、冷开水放入榨汁机中，搅打成汁。

③放入适量蜂蜜，搅匀即可。

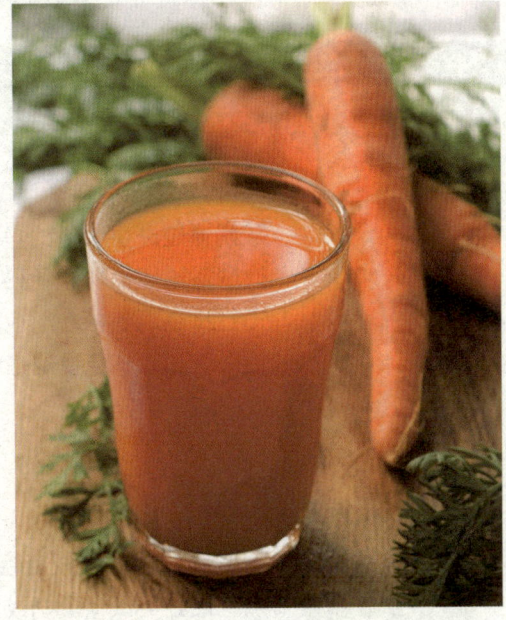

温馨提示　脾胃虚寒者、糖尿病患者宜少食。

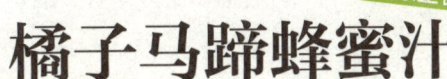
对症食疗

橘子马蹄蜂蜜汁

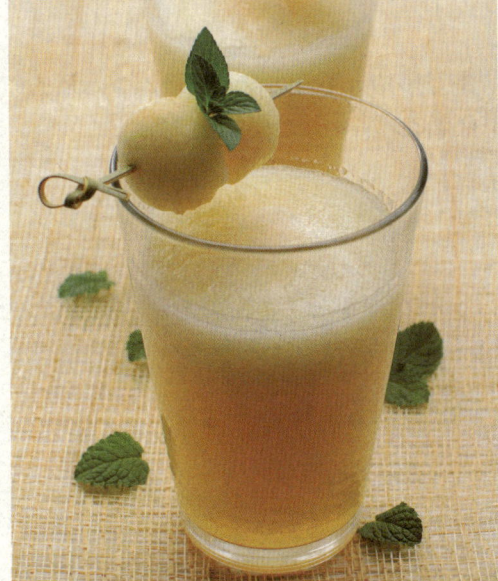

原料　橘子半个（50克），马蹄肉50克，冷开水适量

调料　蜂蜜20克

做法

①橘子去皮，取果肉切小块；马蹄肉洗净，切小块。

②把橘子、马蹄与适量冷开水一起放入榨汁机中，搅打成汁。

③放蜂蜜搅匀即可。

温馨提示　脾胃虚寒者、便溏者、胃酸过多者、经期女性忌食。

便秘中医食养方

酸 奶

别　名	酸牛奶
热　量	72千卡/100克
适用量	常用量约100~300克

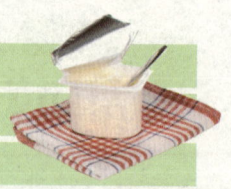

【性味归经】性平，味酸甘；归脾、胃、心经　【适合证型】脾胃不和，大肠失运

利便原理

酸奶通过产生大量的短链脂肪酸促进肠道蠕动及菌体大量生长，改变渗透压而防止便秘；酸奶含有多种酶，能促进消化和吸收；通过抑制腐生菌在肠道的生长，酸奶能抑制腐败所产生的毒素，使肝脏和大脑免受这些毒素的危害，减缓衰老。

选购保存

不要选择不凝固或凝块不紧密、脆弱、乳清分离、稀汤状的酸奶。最好买低糖酸奶或低脂酸奶(脂肪含量1.0%~1.5%)。保存酸奶的容器最好选市场上卖的那种冰箱和微波炉兼用的保鲜盒，这种容器密封效果好，酸奶不易变质。

食用注意

酸奶一般无禁忌，但是胃酸过多的人不宜多吃；胃肠道手术后的病人、有腹泻或其他肠道疾患的患者不适合喝酸奶。

搭配宜忌

宜：酸奶+荔枝 → → 养颜美容、促进消化
忌：酸奶+猕猴桃 → → 开胃消食
忌：酸奶+黄豆 → → 影响钙的吸收

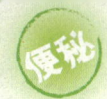

可改善便秘症状的食材、中药材

对症食疗
草莓酸奶汁

原料 草莓100克，鲜奶600毫升，酸奶发酵剂半包

做法
① 草莓洗净去蒂，入榨汁机内压榨成泥。
② 将装酸奶的杯子和盆用沸水消毒。
③ 将150毫升鲜奶倒入盆里，倒入酸奶发酵剂，用汤匙搅拌均匀。
④ 把剩下的牛奶倒入盆里搅匀，再加入草莓泥搅拌均匀。
⑤ 把汁倒入发酵好的酸奶杯中即成。

温馨提示 痰多、肠滑便泻者及尿路结石病人不宜多食。

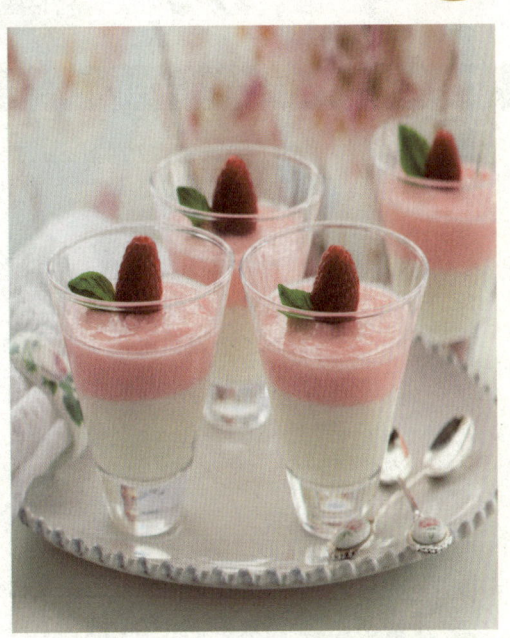

对症食疗
核桃酸奶糊

原料 核桃30颗，酸奶100毫升，腰果10颗，杏仁10颗，鸡蛋清、低筋面粉适量

调料 糖粉适量，橄榄油少许

做法
① 碗内加橄榄油、糖粉、鸡蛋清搅匀，调成糊；将材料捣碎拌匀，加面糊混合均匀。
② 将面糊烤熟（约15分钟），然后捣碎。
③ 将酸奶和剩下的核桃仁倒入榨汁机榨成泥。
④ 核桃酸奶糊装盘，撒上碎核桃仁即可。

温馨提示 腹泻、痰热咳嗽、便溏腹泻、素有内热盛及痰湿重者均不宜食用。

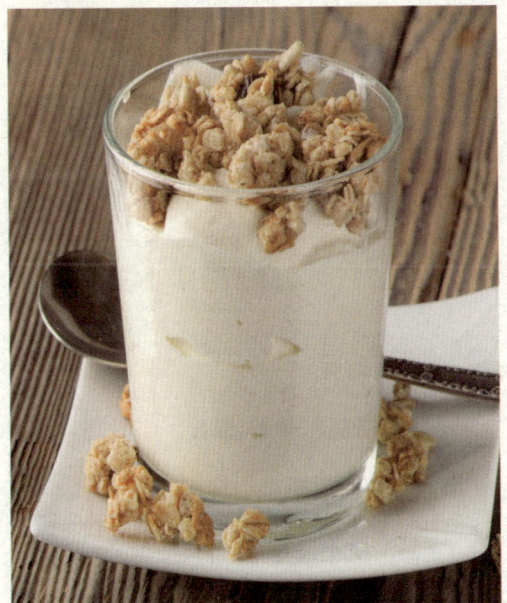

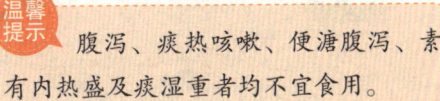

便秘中医食养方

牛奶

别名	牛乳
热量	54千卡/100克
适用量	每日约250克

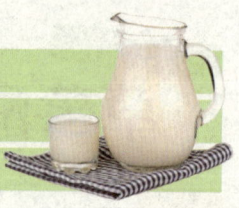

【性味归经】性平、微寒，味甘；归脾、胃、心经　【适合证型】脾胃积热，大肠燥结

利便原理
牛奶营养丰富，也极易被人体吸收，能滋养肠道，促进肠道蠕动，从而达到通便的效果。牛奶具有补虚损、益肺胃、生津润肠之功效，可用于久病体虚、气血不足、营养不良、噎膈反胃、胃及十二指肠溃疡、消渴、便秘等症。

选购保存
购买前先观察包装是否有胀包，奶液是否是均匀的乳浊液，如发现上部出现清液，下层有沉淀，说明奶液已经变质；用搅拌棒将奶汁搅匀，观察奶液是否带有红色、深黄色，有无明显的不溶杂质，有无发黏或者凝块现象，如果有以上现象，则说明奶中掺入了淀粉等物质；最后嗅有无鲜美的乳香味。牛奶需要冷藏保存。

食用注意
缺铁性贫血、消化道溃疡病、乳糖酸缺乏症、胆囊炎、胰腺炎患者不宜饮用；脾胃虚寒作泻、痰湿积饮者慎用。

搭配宜忌
宜：牛奶+红枣 → → 开胃健脾
宜：牛奶+蜂蜜 → → 改善贫血、缓解痛经
忌：牛奶+醋 → → 易产生不良反应
忌：牛奶+韭菜 → → 易产生不良反应

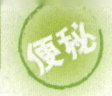
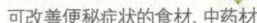

可改善便秘症状的食材、中药材

对症食疗

芝麻牛奶羹

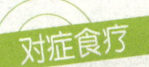

原料 熟黑芝麻、纯牛奶各适量，粳米80克

调料 白糖3克

做法

①粳米洗净泡发。

②锅置火上，倒入清水，放入粳米，煮至米粒开花。

③注入牛奶，加入熟黑芝麻同煮至浓稠状，调入白糖拌匀即可。

温馨提示 慢性肠炎患者忌食。

对症食疗

绿豆牛奶糊

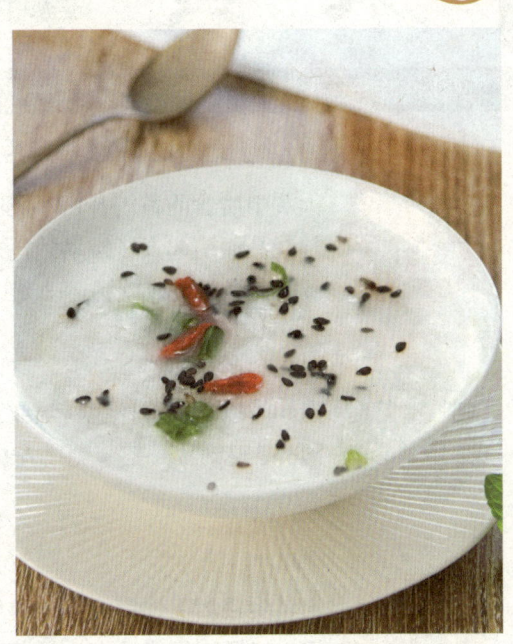

原料 绿豆100克，牛奶150毫升

调料 蜂蜜适量

做法

①绿豆洗净，沥干水分。

②把绿豆、牛奶放入榨汁机中，榨成豆浆泥。

③在豆浆泥中加入蜂蜜拌匀即可。

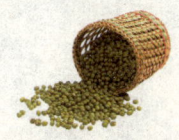

温馨提示 脾胃虚弱的人不宜多食。

便秘中医食养方

通便药材 ▶

大黄

| 别　　名 | 将军、黄良、蜀大黄 |
| 保健用量 | 3~12克 |

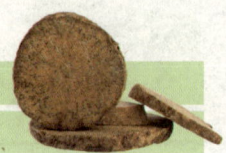

【性味归经】性寒，味苦；归胃、肝、脾经　【适合证型】肺热炽盛，大肠燥结

利便原理　大黄中所含的番泻苷由小肠吸收后，经肝脏转化为苷元，再刺激胃壁神经丛而引起大肠蠕动致泻，同时一部分以原型或苷元随血转运到大肠，刺激神经，使肠运动亢进，引起泻下。

选购保存　选购时以外表黄棕色、锦纹及星点明显、体重、质坚实、有油性、气清香、味苦而不涩、嚼之发黏者为佳。应放干燥通风处保存。

使用说明　大黄生用泻下作用较强，熟用则泻下作用较缓而长于泻火解毒、清利湿热；酒制则能活血，且善清上焦血分之热；炒炭常用于凉血止血。表证未解、气血虚弱、脾胃虚寒者均应慎用或忌服大黄。

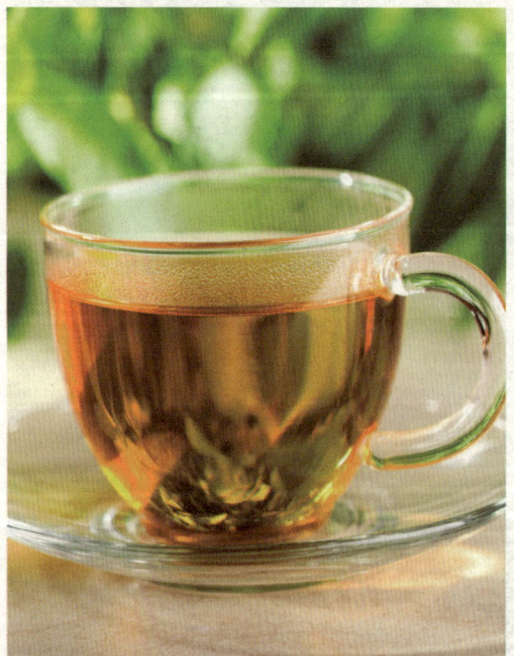

大黄绿茶

对症食疗

材料　大黄2克，绿茶6克

做法
①将大黄用清水稍微冲洗一下，冲去杂质备用。
②把大黄与绿茶一起放入杯中，用沸水冲泡一会儿。
③加盖闷10~15分钟即可饮用。

温馨提示　胃酸过多、胃痛、消化不良、肾功能不全者慎用。

part 1 | part 2 便秘

可改善便秘症状的食材、中药材

火麻仁

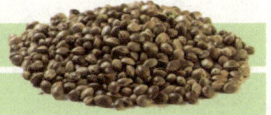

| 别　　名 | 麻子仁、火麻子 |
| 保健用量 | 9～30克 |

【性味归经】 性平，味甘；归脾、胃、大肠经　**【适合证型】** 肝火炽热，大肠受灼

利便原理
火麻仁中的有效成分有润滑肠通的作用，同时在肠中遇碱性肠液后会产生脂肪酸，刺激肠壁，使肠道蠕动增强，从而达到通便作用。有研究表明，本品的某些特殊成分还能降低血压以及阻止血脂上升。

选购保存
选择表面灰绿色或灰黄色，有微细的白色或棕色网纹，两边有棱，顶端略尖，基部有1圆形果梗痕；果皮薄而脆，易破碎；种皮绿色，子叶2个，乳白色，富油性，气微，味淡者为佳。置阴凉干燥处，防蛀。

使用说明
火麻仁适宜体质较为虚弱、津血枯少的肠燥便秘患者和脚气、通身浮肿、大小便涩者。脾肾不足之便溏、阳痿、遗精、带下者慎服。火麻仁不宜过多食用，大量食用火麻仁会导致中毒。

麻仁茶　对症食疗

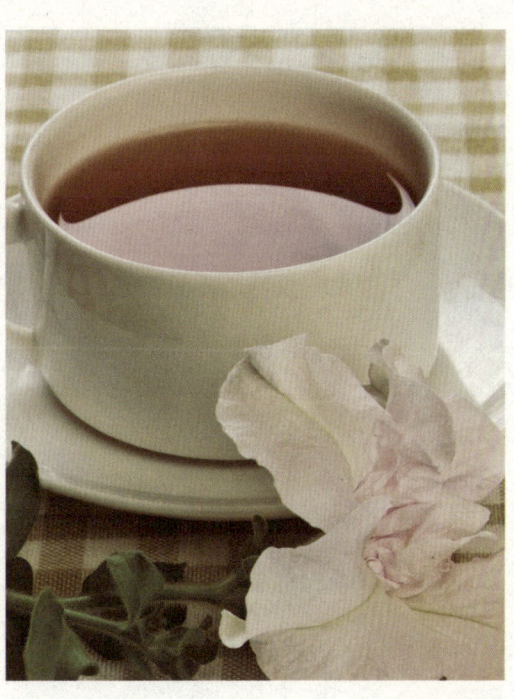

材料 火麻仁10克

调料 冰糖适量

做法

①火麻仁洗净，入锅中炒香，研碎。

②砂锅中加水适量，放入火麻仁碎，小火煎沸。

③加入白糖搅至冰糖融化，去渣取汁，倒入茶杯中，稍温饮用。

温馨提示 本品适宜于肠燥便秘者饮用，但虚弱、腹泻者不宜服用。

157

便秘中医食养方

郁李仁

| 别　　名 | 蜀大黄、牛舌 |
| 保健用量 | 3～9克 |

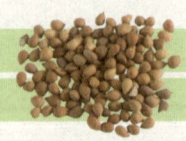

【性味归经】 性平，味辛、苦、甘；归脾、肠经　**【适合证型】** 肺气上逆，大肠气滞

利便原理　郁李仁含有郁李仁苷，实验表明，本品有强烈的泻下作用，其泻下作用机制类似番泻苷，均属大肠性泻剂，但其也能促进小肠的运动。其水煎剂能明显缩短燥结型便秘排便时间，而且排便次数也明显增加。

选购保存　郁李仁成品呈卵形或圆球形，购买时以种皮薄、种皮内面贴有白色半透明的残余胚乳、子叶2片呈乳白色、富有成效油质、味微苦者为佳。放置于阴凉干燥处保存，防蛀防潮。

使用说明　适用于肠燥便秘、小便不利、水肿、脚气等症患者。脾虚泄泻者禁服；孕妇慎服。另外，在食用郁李仁时不能与牛肉、马肉同吃。

对症食疗

三仁茶

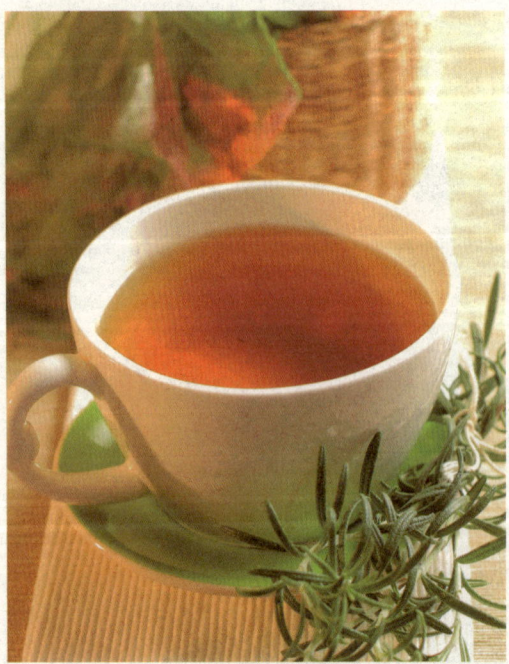

材料　郁李仁6克，火麻仁8克，瓜蒌仁10克，蜂蜜适量

做法
①将郁李仁、火麻仁和瓜蒌仁用清水洗净，去除杂质。
②入锅加水适量煎取汁液，去渣，加入蜂蜜拌匀。
③倒入杯中即可。

温馨提示　郁李仁与火麻仁二者中火麻仁较为缓和，但其滑肠通便的作用不如郁李仁强，且郁李仁还能利尿。

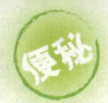

可改善便秘症状的食材、中药材

菟丝子

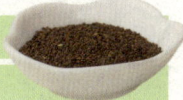

| 别　　名 | 菟丝实、吐丝子、黄网子 |
| 保健用量 | 6～12克 |

【性味归经】性平，味辛、甘；归肾、肝、脾经　【适合证型】肾阳虚衰，大肠寒凝

利便原理　菟丝子的有效成分有温阳补肾的作用。而肾阳虚弱，导致阳不制阴，阴盛寒凝，则导致气血凝滞，大肠气血运行不畅，导致肠燥、肠蠕动减慢等，引起便秘，通过补肾益阳的作用可达到通便的效果。

选购保存　菟丝子的成品表面为灰棕色或黄棕色，微粗糙，种皮坚硬，不易破碎，均粒饱满，易选购。宜置通风干燥处储存，防蛀。

使用说明　适用于肝肾不足的腰膝筋骨酸痛、腿脚软弱无力、阳痿遗精、小便频数、尿有余沥、头晕眼花、视物不清、习惯性流产等服用。阳虚火旺、阳强不痿及大便燥结者禁服，孕妇、血崩者也要禁用。

菟丝子地黄茶　对症食疗

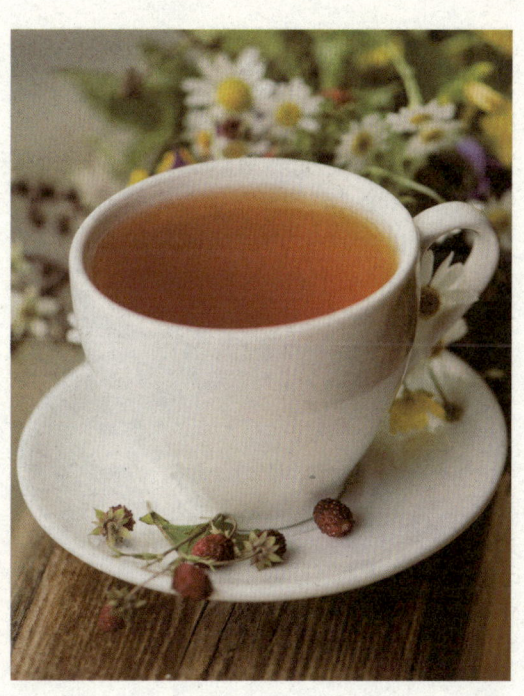

材料　菟丝子10克，生地黄12克，槟榔3克，蜂蜜适量

做法
① 将菟丝子、生地黄和槟榔用清水洗净，去除杂质。
② 入锅加水煎取汁液，去渣取汁，加入蜂蜜拌匀。
③ 倒入杯中，可随时饮用，一天内服完。

温馨提示　内热较重、阳强不痿及大便燥结者禁服。

便秘中医食养方

牵牛子

| 别　　名 | 黑丑、白丑、喇叭花 |
| 保健用量 | 3~6克 |

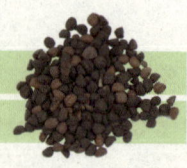

【性味归经】性寒，味苦；归肺、肾经　【适合证型】肺热炽盛，大肠燥结

利便原理　牵牛子含有牵牛子苷，其化学性质与泻根素相似，有强烈的泻下作用。牵牛子苷的作用原理是其在肠内遇胆汁及肠液后，能分解出牵牛子素，刺激肠道，从而促进肠蠕动，导致泻下、通便。

选购保存　成品牵牛子呈三棱形，形似橘瓣状。表面灰黑色（黑牵牛子）或淡黄白色（白牵牛子）；种皮坚韧，背面有一纵沟；味辛苦，有麻舌感。放置阴凉干燥处保存，防潮。

使用说明　适用于肢体水肿、肾炎水肿、肝硬化腹水、便秘、虫积腹痛等症。孕妇及胃弱气虚者忌服。由于本品对人体有毒性，故用量不宜大，大量使用会直接引起呕吐、腹痛、腹泻及黏液血便。

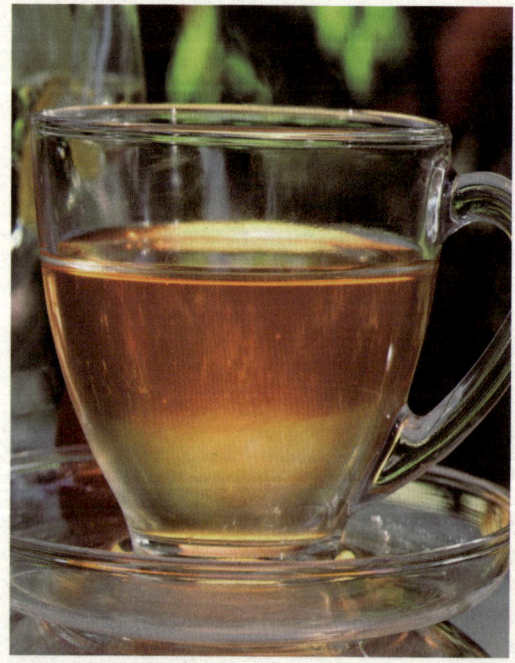

对症食疗

四子通便茶

材料　决明子30克，苏子15克，莱菔子20克，牵牛子5克

做法
① 将决明子、苏子、莱菔子、牵牛子分别用清水略微冲洗，放入带有被盖的杯中。
② 用沸水焖15分钟后待温饮用，可冲泡3~5次，频饮。

温馨提示　孕妇及胃功能不全者忌服。

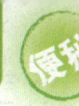

可改善便秘症状的食材、中药材

别　　名	重泽、甘藁、甘泽
保健用量	0.5~3克

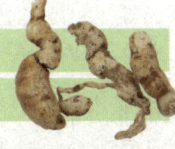

甘 遂

【性味归经】性寒，味苦；归肺、肾、大肠经　【适合证型】肺热炽盛，大肠燥结

利便原理　甘遂能刺激肠管，增加肠蠕动，造成峻泻。生甘遂作用较强，毒性亦较大，醋制后其泻下作用和毒性均有减轻。此外，甘遂萜酯A、B还有镇痛作用。

选购保存　甘遂成品性状为根椭圆形、长圆柱形或连珠形。除去栓皮者表面类白色或黄白色，凹陷处有棕色栓皮残留；质脆，易折断，断面粉性，皮部类白色，木部淡黄色。置于通风干燥处储存，防潮防蛀。

使用说明　适用于水肿、胸胁停饮、风痰癫痫、疮痈肿毒。虚弱者及孕妇忌用。不宜与甘草同用。另外，在服用时量不宜过大，以免引起中毒。

甘遂半夏茶　对症食疗

材料　甘遂3克，半夏9克，芍药15克，甘草6克（炙），蜂蜜适量

做法

①将干遂、半夏、芍药、甘草分别用清水略微冲洗。
②锅中加入600毫升清水，放入洗净的药材，大火煮沸，小火煎取200毫升。
③去渣取汁，加入适量蜂蜜调匀顿服。

温馨提示　体虚者及孕妇忌用此品。因甘遂有毒，故使用时量不宜过大。

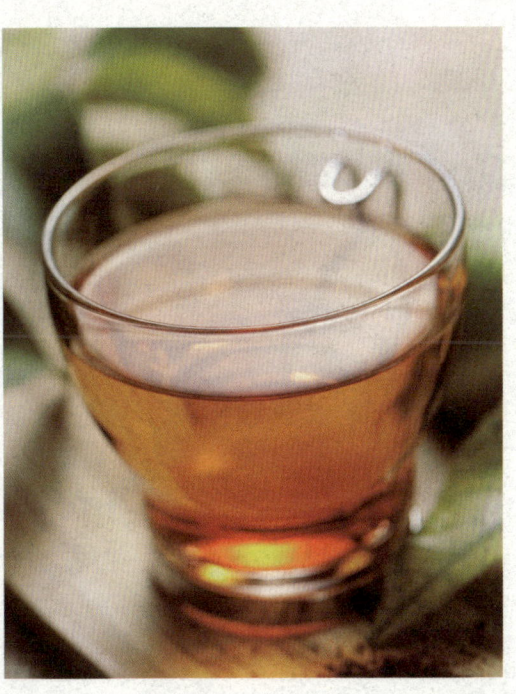

便秘中医食养方

番泻叶

别　　名	旃那叶、泻叶
保健用量	2~6克

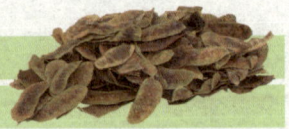

【性味归经】性大寒，味甘、苦；归大肠经　【适合证型】脾胃积热，大肠燥结

利便原理　番泻叶中含蒽醌衍生物，泻下时可伴有腹痛。其有效成分主要为番泻苷A、番泻苷B，经胃、小肠吸收后，在肝中分解，分解产物经血行而兴奋骨盆神经节以收缩大肠，引起腹泻。

选购保存　番泻叶以呈长卵形或卵状披针形、全缘、叶端急尖、叶背灰绿色、微有毛茸、无压纹、质薄而脆的成品为佳。应避光，置通风干燥处储存，要防潮、防蛀。

使用说明　适用于急性胰腺炎、胆囊炎、胆石症及消化道出血者、便秘者。哺乳期、月经期妇女及孕妇忌用，有痔疮出血者不宜用。如剂量过大，会有恶心、呕吐、腹痛等副作用，用时要严格注意用量。

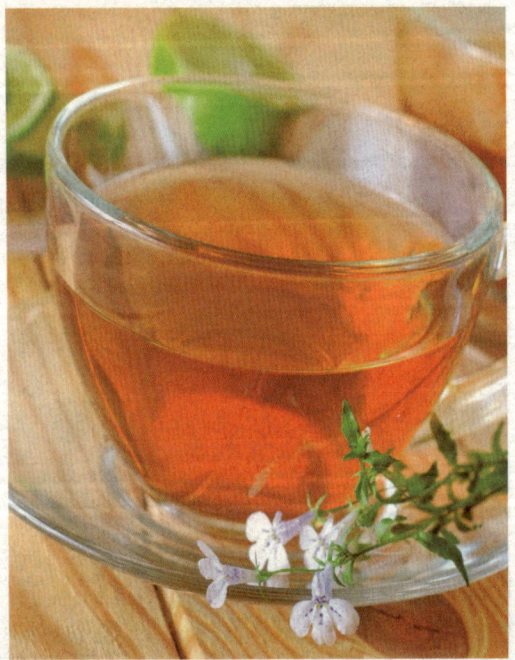

番泻叶茶

对症食疗

原料　番泻叶5克。

做法

①将番泻叶用清水冲洗干净备用。

②锅中加入适量清水，大火煮沸，放入番泻叶，煮沸后转小火煎煮。

③约10分钟后，滤去渣，取药汁，倒入杯中，代茶饮用。

温馨提示　本品有泻下导滞之功，属于猛药，若无便秘症状者建议尽量少用。

可改善便秘症状的食材、中药材

香 附

| 别　　名 | 雀头香、莎草根、香附子 |
| 保健用量 | 6~9克 |

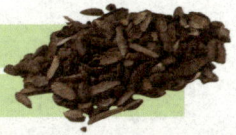

【性味归经】性平，味辛、微苦；归肝、脾经　【适合证型】肝气郁结，大肠气滞

利便原理　香附主要适用于肝气郁结出现大肠气滞而导致便秘的患者。研究表明，香附水煎剂可明显增加胆汁流量，并对肝细胞功能有保护作用；其水煎剂有降低肠管紧张性和拮抗乙酰胆碱的作用。

选购保存　选购香附时以个大、质坚实、色棕褐、香气浓者为佳。根据炮制方法的不同，储存方法也有差异，炮制后的香附应贮存于干燥容器内，醋香附、酒香附、四制香附应密闭，置阴凉干燥处，防蛀。

使用说明　适于肝郁气滞、大肠气滞、便秘、消化不良、胸脘痞闷、寒疝腹痛、乳房胀痛、月经不调、经闭痛经。凡气虚无滞、阴虚血热者忌服。

对症食疗

香附茶

材料　香附、川芎、茶叶各3克

做法
①香附、川芎润透，切薄片。
②把川芎、香附、茶叶放入炖杯内，加水250毫升。
③把炖杯置武火上烧沸，用文火煎煮10分钟即成，代茶饮用。

温馨提示　孕妇及气虚无滞、阴虚血热、月经过多者忌服。

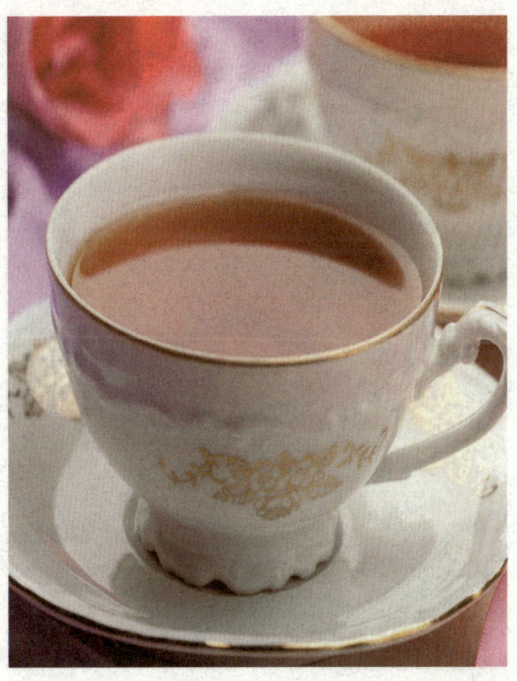

便秘中医食养方

柴 胡

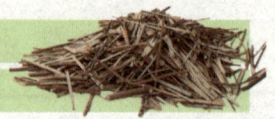

别　名	山菜、茹草、柴草
保健用量	12～15克

【性味归经】性微寒，味苦；归肝、胆经　【适合证型】肝气郁结，大肠气滞

利便原理　排便是一个复杂综合的动作，需要很多神经肌肉的协调动作方能产现，在抑郁状态下，任何一个环节出现问题，都可能导致排便反射的迟缓或麻痹。而柴胡具有疏肝解郁的功效，能缓解抑郁，从而改善便秘症状。

选购保存　柴胡成品为表面黑褐色或浅棕色，具纵皱纹、支根痕及皮孔，质硬而韧，不易折断，断面显纤维性，皮部浅棕色，木部黄白色，气微香，味微苦，此者易选购。置阴凉干燥处储存，防霉，防蛀。

使用说明　适用于风热感冒患者；慢性咽炎患者；肝火上逆所致头胀痛、耳鸣、眩晕者。凡阴虚所致的咳嗽、潮热者慎用。

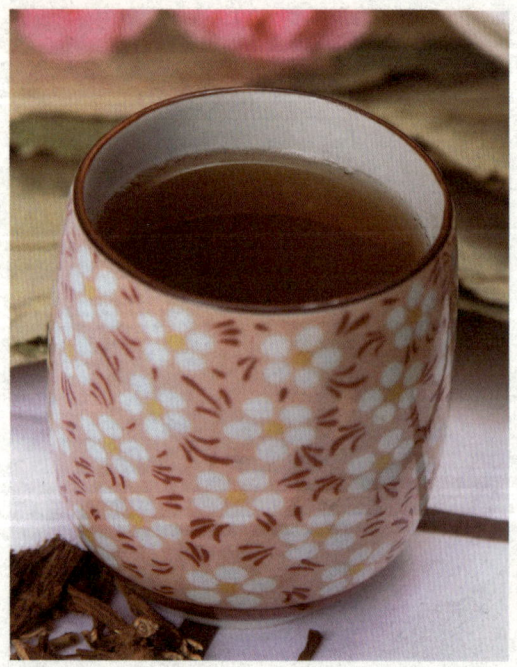

柴胡疏肝茶　对症食疗

材料　柴胡15克，香附10克，白芍10克，郁金5克

做法
①柴胡、香附、白芍、郁金均洗净。
②将柴胡、白芍、香附先放入锅中，加水600毫升，大火煮开后转小火续煮10分钟，再放入郁金，续煮3分钟即可关火。
③滤除药渣，即可饮用。

温馨提示
热病咳嗽、潮热者不宜饮用。

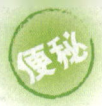

可改善便秘症状的食材、中药材

陈 皮

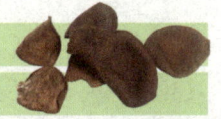

| 别　　名 | 橘皮、柑皮、广陈皮 |
| 保健用量 | 3~9克 |

【性味归经】性温，味苦、辛；归脾、胃、肺经　【适合证型】脾胃不和，大肠失运

利便原理　陈皮具有理气、消食、助消化等功效，适用于由消化不良、大肠失运等原因引起便秘的患者。实验表明，其煎剂可增强心脏收缩力，使心输出量增加，如此能滋养肠道，加快肠道蠕动，从而促进大便排出。

选购保存　陈皮的来源较广，总体上以干净无杂质、质稍硬而脆、气味香、味辛而微苦者为佳。应置于通风干燥处保存，防潮，防蛀。

使用说明　适用于肺虚久咳气喘、咳痰者，湿浊阻中之胸闷腹胀、便溏、食欲不振者，病后产后体质虚弱者，抵抗力差易感冒者。气虚、阴虚燥咳者，出血症患者、吐血症患者的不宜服用。

四仙女茶　对症食疗

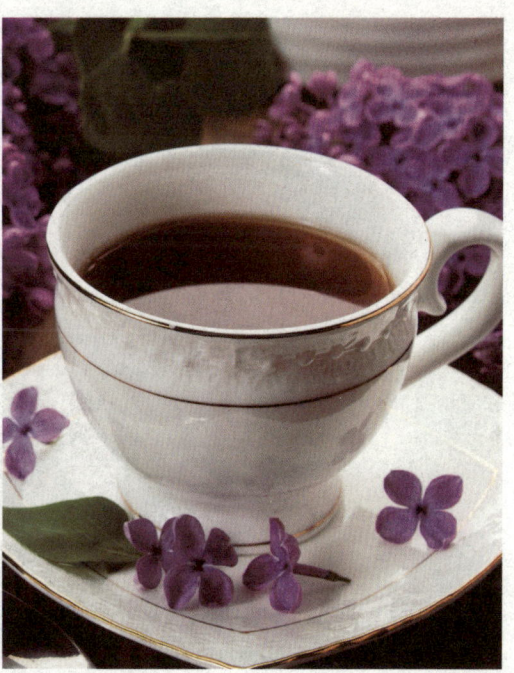

材料　决明子20克，山楂10克，陈皮9克，甘草5克

做法
①将决明子、山楂、陈皮、甘草分别用清水略微冲洗。
②将以上材料一起放入锅中，加入适量清水，大火煮沸后，调成中火续煮30分钟。
③熄火后滤除药渣，趁热饮用或温服。

温馨提示　有慢性胃肠炎或容易胃痛者不宜多饮。

便秘中医食养方

黄 芪

别　　名	北芪、绵黄芪、西黄芪
保健用量	9~30克

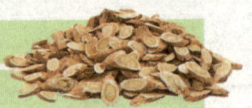

【性味归经】性温、味甘；归肺、脾、肝、肾经　【适合证型】中气下陷，大肠气滞

利便原理　研究表明，黄芪的有效成分，在细胞培养中，可使细胞生长旺盛，寿命延长，并且还能增强心肌收缩力，如此能增加循环血量，使得肠道营养供给充分，促进肠道蠕动，从而促进排便。

选购保存　选购时以条粗、皱纹少、断面色黄白、粉性足、味甘者为佳。置于通风干燥处保存，要防潮、防蛀。

使用说明　适用于脾虚腹泻者、气血不足者、气短乏力者及慢性肝炎、低血压、糖尿病、肾炎患者。表实邪盛，气滞湿阻，食积停滞，痈疽初起或溃后热毒尚盛等实证，以及阴虚阳亢者，均须禁服。

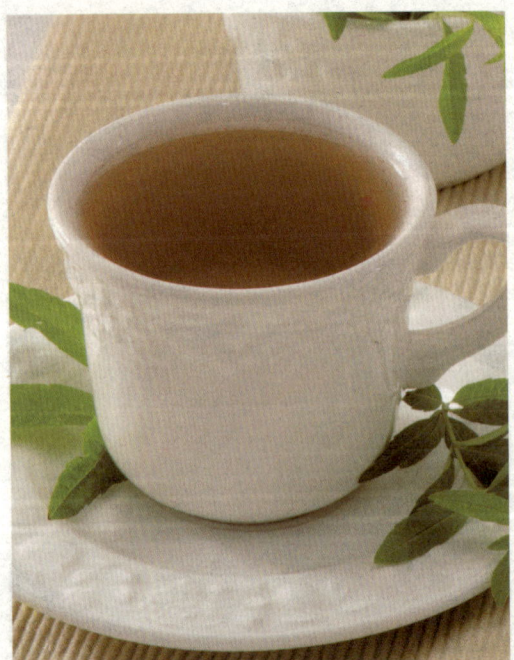

黄芪陈皮饮　　对症食疗

材料　黄芪、陈皮（去白）各20克，蜂蜜适量

做法
①将黄芪、陈皮用清水略微冲洗，去除杂质，晾干备用。
②将以上材料一起放入锅中，加入适量清水，煎煮10~15分钟，去渣取汁液，加入蜂蜜一匙，搅匀后温服。

温馨提示　内热偏重、烦躁口渴、热毒臃肿、小便赤痛者不宜饮用。

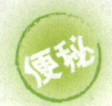

可改善便秘症状的食材、中药材

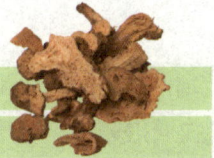

白 术

别　　名	山蓟、山芥、天蓟
保健用量	6~12克

【性味归经】性温，味苦、甘；归脾、胃经　【适合证型】脾胃不和，大肠失运

利便原理　有研究表明，白术对肠管活动有双向调节作用，当肠管兴奋时呈抑制作用，而肠管抑制时则呈兴奋作用。此外，白术含有的挥发油有镇静作用，具有迷走神经样作用等，这些功效都能促进排便。

选购保存　以质坚硬、不易折断、断面不平坦、黄白色至淡棕色、有棕黄色的散点、气清香、嚼之略带黏性者为佳。置于通风干燥处保存，防潮防蛀。

使用说明　适用于脾胃气虚、不思饮食、倦怠无力、慢性腹泻、消化吸收功能低下、自汗易汗、老小虚汗以及小儿流涎。凡郁结气滞，胀闷积聚，吼喘壅塞，胃痛由火，痈疽多脓，黑瘦人气实作胀，皆宜忌用。

白术生地茶

对症食疗

材料　生白术12克，生地10克，升麻3克

做法

①将生白术、生地、升麻分别用清水略微冲洗，一起放入锅中，加入适量清水。
②大火煮沸后，转小火煎煮，去渣取汁，倒入杯中，不拘时饮用。

胃胀腹胀、呕吐者忌饮用。

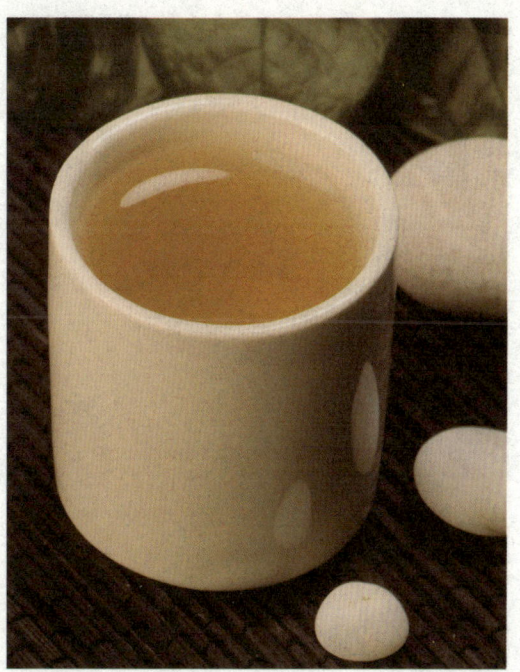

便秘中医食养方

枸 杞

别　　名	杞子、枸杞豆、血杞子
保健用量	5~10克

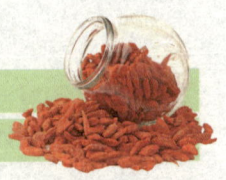

【性味归经】性平，味甘；归肝、肾经　【适合证型】肾阴亏损，大肠失润

利便原理　枸杞能滋肾润肺、补肝明目，适用于肝肾不足引起的便秘。药理研究发现，枸杞中的有效成分对造血功能有促进作用，如此能增加体内的循环血量，使得肠道营养供给充分，促进肠道蠕动，促进排便。

选购保存　枸杞以粒大、肉厚、种子少、色红、质柔软者为佳，粒小、肉薄、种子多、色灰红者质次。置于通风干燥处保存，防潮。

使用说明　适用于肝肾阴虚、血虚、腰膝酸软、慢性眼病、头晕目眩、虚劳瘦弱、糖尿病、高血压、高脂血症、动脉硬化、慢性肝炎、脂肪肝等病症患者以及癌症患者放疗、化疗后食用。

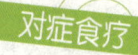

枸杞茯苓红茶

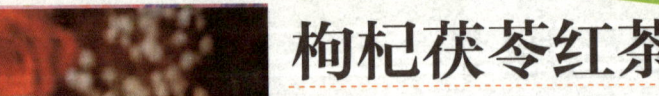

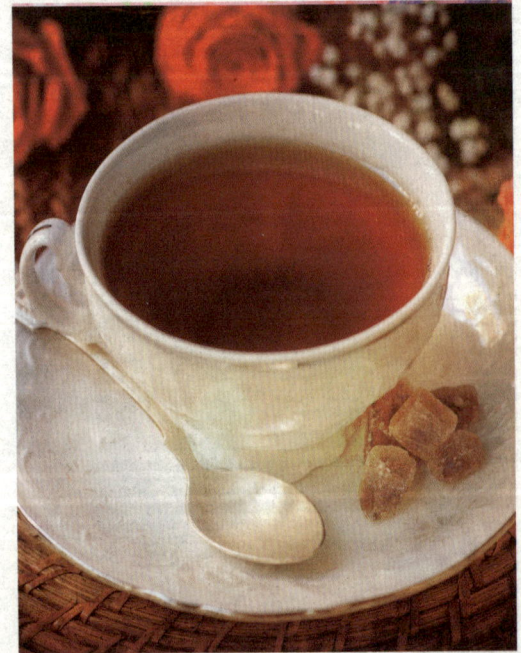

材料　枸杞10克，茯苓10克，红茶6克

做法
① 将枸杞与茯苓分别用清水冲洗干净，晾干后共研为粗末。
② 每次取5~10克，加红茶6克，用开水冲泡10分钟即可。

温馨提示　本品不适宜感冒发热者、脾虚湿热泄泻者饮用。

可改善便秘症状的食材、中药材

芍药

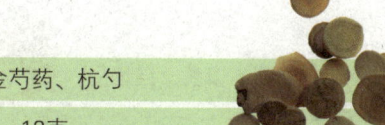

别　　名	金芍药、杭勺
保健用量	6~12克

【性味归经】性凉，味苦、酸；归肝、脾经　【适合证型】肝血不足，大肠失润

利便原理　习惯性便秘多由气血不足、血耗津亏所致。白芍能养血柔肝，可改善虚性便秘症状。另外，研究发现，芍药中的有效成分具有镇痛解痉的作用，即对迷走神经有益，而排便与迷走神经有关，故能通便。

选购保存　选购时以根粗长、匀直、质坚实、粉性足、表面洁净者为佳。以根条细瘦弯曲、大小不等、栓皮及须根痕较多、质松、粉性小、断面射线不明显的品质为次。置于通风干燥处保存，防霉防蛀。

使用说明　适用于血虚阴虚、胸腹胁肋疼痛、肝区痛、胆囊炎、胆结石疼痛、泻痢腹痛、妇女行经腹痛、自汗易汗盗汗、腓肠肌痉挛、四肢拘挛疼痛、不安腿综合征等病症患者食用。

对症食疗

芍药甘草汤

材料　芍药12克，甘草10克，白糖适量

做法

①甘草、芍药润透切片，放入锅内，加水1000毫升。

②锅置中火上，煎煮20分钟，滤去渣，在药汁内加入白糖拌匀即成，代茶饮用。

温馨提示　小儿麻疹、腹痛、泄泻者及妇女产后不宜饮用。

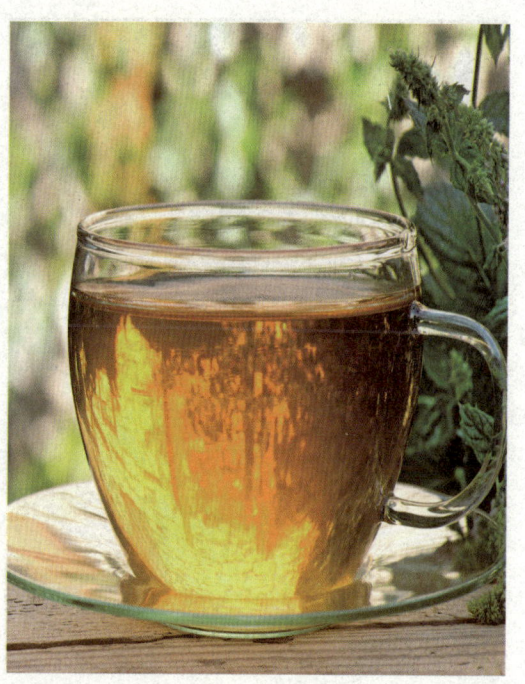

便秘中医食养方

玉 竹

别　　名	萎蕤、山姜、连竹
保健用量	10～12克

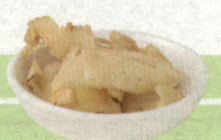

【性味归经】性平，味甘；归肺、胃经　【适合证型】肺阴不足，大肠津枯

利便原理 玉竹具有养阴润燥、止渴生津的功效。有药理研究表明，玉竹中的有效成分可增强肠道力和肠蠕动的协调性，促进肠壁的收缩运动，调节肠道微生态，纠正肠功能紊乱，对功能性便秘有效。

选购保存 玉竹的成品较细长，淡黄色，表面纵纹明显，体轻质硬，味甜淡，选购此类者为佳。置阴凉干燥处，防霉、防蛀。

使用说明 适用于体质虚弱、免疫力下降的人及阴虚燥热、食欲不振、肥胖者。痰湿气滞者禁服，脾虚便溏者慎服。玉竹畏咸卤，不宜同服。

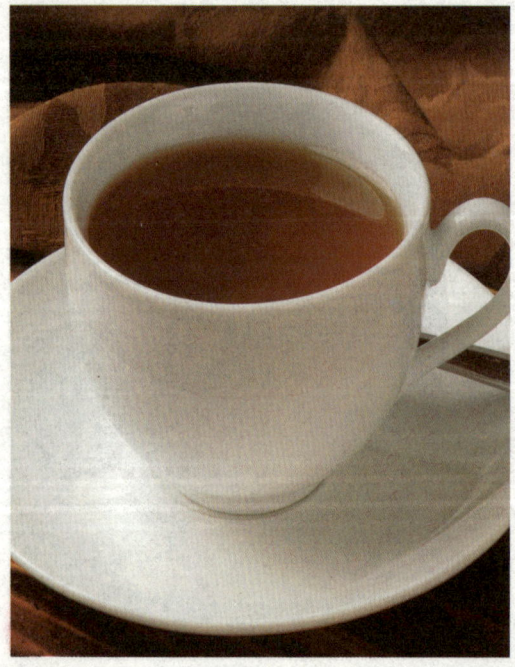

对症食疗

玉竹沙参饮

材料 玉竹、北沙参、石斛、麦冬各12克，乌梅5枚

做法

① 用清水分别将玉竹、北沙参、石斛、麦冬稍微冲洗一下。

② 将洗后的药材一起放入锅中，加水适量，大火煮沸，转小火慢熬煎汁。

③ 加入冰糖，煮至融化，代茶饮。

温馨提示 体质偏寒、怕冷、痰多者忌服。

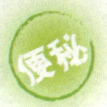

可改善便秘症状的食材、中药材

| 别　　名 | 川石斛、鲜石斛 |
| 保健用量 | 6~12克 |

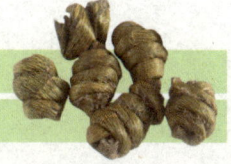

石　斛

【性味归经】性微寒，味甘；归胃、肾经　【适合证型】脾胃积热，大肠燥结

利便原理　石斛具有益胃生津、滋阴清热的功效，适用于阴虚火旺、肠燥便秘的患者。药理研究发现，石斛中的有效成分能促进胃液的分泌而助消化，并能使肠道蠕动亢进，从而通便。

选购保存　选购时以表面金黄色、有光泽具细纵纹、质柔韧而实、断面较平坦、无臭、味淡者为佳。置通风干燥处保存，防潮，防霉。

使用说明　适用于热伤津液、低热烦渴、胃阴不足、口渴咽干、呕逆少食、胃脘隐痛、肾阴不足、视物昏花者食用。热病早期阴未伤者、湿温病未化燥者、脾胃虚寒者（指胃酸分泌过少者）均禁服。

石斛麦冬茶　对症食疗

材料　石斛12克，麦冬10克，绿茶5克

做法
①用清水分别将石斛、麦冬稍微冲洗一下，与绿茶一并放入茶杯内。
②用开水冲泡，盖上盖子，闷10~15分钟即可。每日1剂，代茶频饮。

温馨提示　体质偏寒、怕冷者忌服。

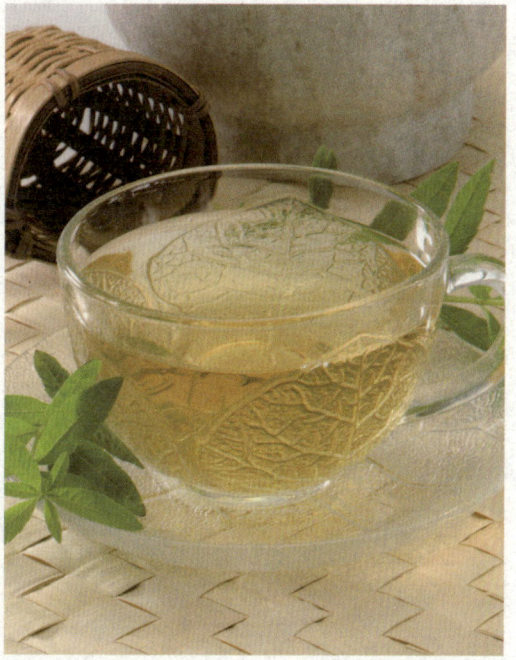

便秘中医食养方

党 参

别　名	狮头参、汶元参
保健用量	9~20克

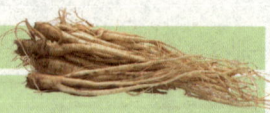

【性味归经】性平，味甘；归脾、肺经　【适合证型】中气下陷，大肠气滞

利便原理　党参为补中益气之要药，对消化系统有一定的影响。有药理研究表明，党参有调整胃肠运动功能的作用，能纠正病理状态的胃肠运动功能紊乱，故而对便秘有一定的作用。

选购保存　以根条肥大粗壮、肉质柔阔、香气浓、甜味重、嚼之无渣者为佳。置于阴凉干燥处储存，防潮防蛀。

使用说明　适用于体质虚弱、气血不足、面色萎黄者以及病后产后体虚者；脾胃气虚、神疲倦怠、四肢乏力、食少便溏、慢性腹泻、结膜炎、流行性腮腺炎、肝炎、肺气肿患者不宜。此外，党参不宜与藜芦同用。

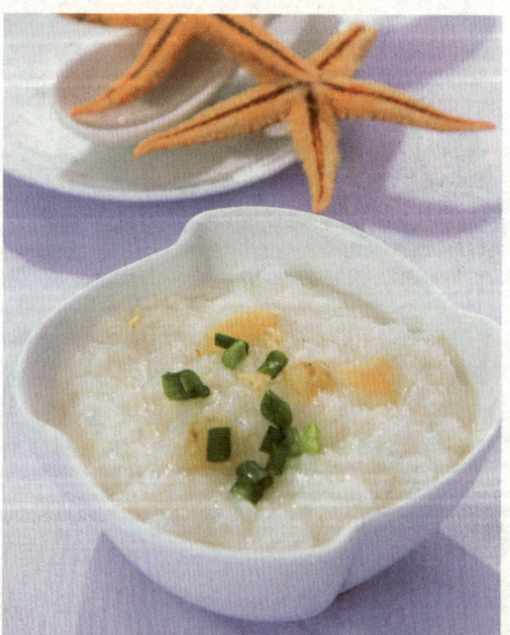

对症食疗

党参百合冰糖粥

材料　党参、百合各20克，大米100克，葱花少许

调料　冰糖8克

做法

①党参洗净，切成小段；百合洗净；大米洗净，泡发。

②锅置火上，注水后，放入大米，用大火煮至米粒开花。

③放入党参、百合，用小火煮至粥成闻见香味时，放入冰糖调味，撒葱花即可。

温馨提示　胸闷者、眼干目赤者及炎症、糖尿病患者不宜服用。

可改善便秘症状的食材、中药材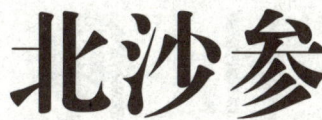

北沙参

别　　名	海沙参、辽沙参
保健用量	4.5～9克

【性味归经】性凉，味甘、苦；归胃、肺经　【适合证型】肺热炽盛，大肠燥结

利便原理　北沙参具有养阴清肺、益脾健胃、养肝补肾、生津祛痰的功效，适用于阴虚内热、大便秘结的患者。药理研究表明，北沙参的有效成分能增强心肌收缩力，使循环血量增加，还能促进肠道蠕动，促进排便。

选购保存　北沙参的成品外表淡黄色，粗糙，具纵纹及未除尽的棕黄色栓皮，并有棕色点状的支报痕迹，质硬而脆，易折断。以根条细长、均匀色白、质坚实者为佳。置通风干燥处，防蛀。

使用说明　北沙参适用于热病津伤者，阴虚气喘咳嗽者，自汗盗汗者及三高病、冠心病、慢性咽炎等患者。风寒作嗽、肺胃虚寒者及痰湿中阻、食积腹胀者不宜服用。此外，北沙参反藜芦、恶防己，不宜同服。

对症食疗

沙参玉竹老鸭汤

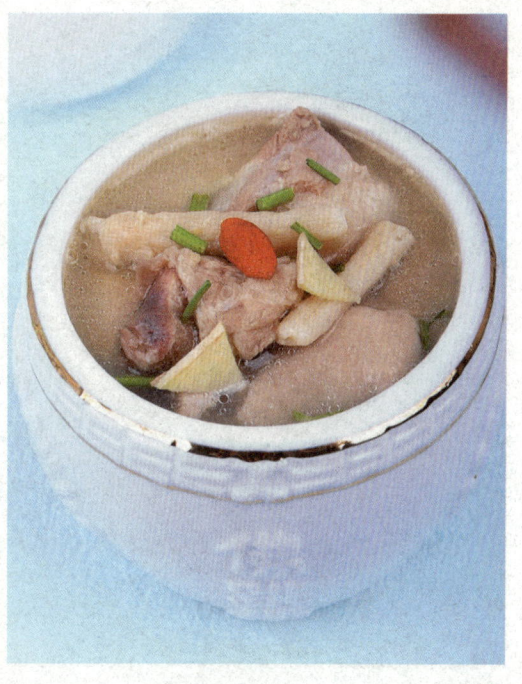

材料　北沙参9克，玉竹50克，芡实20克，生姜2片，老鸭1只

调料　盐适量

做法
① 将北沙参、玉竹、芡实、生姜洗净；老鸭杀后去毛及内脏，斩件。
② 将全部食材放入砂锅中，加清水适量，武火煮沸后，转文火煲2小时，加盐调味即可。
③ 分数次饮汤，吃鸭肉。

温馨提示　风寒咳嗽者、痰多咳嗽者、食积腹胀者、消化不良者不宜服用。

便秘中医食养方

杜仲

别　　名	思仲、石思仙、丝楝树皮
保健用量	10~15克

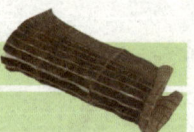

【性味归经】性温，味甘、微辛；归肝、肾经　【适合证型】肾阳虚衰，大肠寒凝

利便原理　杜仲中的桃叶珊瑚甙具有利尿、通便、增强肠道蠕动的作用，能有效清除体内垃圾，分解胆固醇和固性脂肪，甚至可能有个别敏感型体质刚开始出现微量便稀现象，清除体内部分垃圾及适应后即正常。

选购保存　以皮厚而大、粗皮刮净、内表面暗紫色、断面银白橡胶丝多而长者为佳。置于通风干燥处保存，防潮。

使用说明　适用于中老年人肾气不足、腰膝疼痛、腿脚软弱无力、小便余沥者，妇女体质虚弱、肾气不固、胎漏欲堕及习惯性流产者，小儿麻痹后遗症、小儿行走过迟、两下肢无力者及高血压患者。

杜仲七叶饮　对症食疗

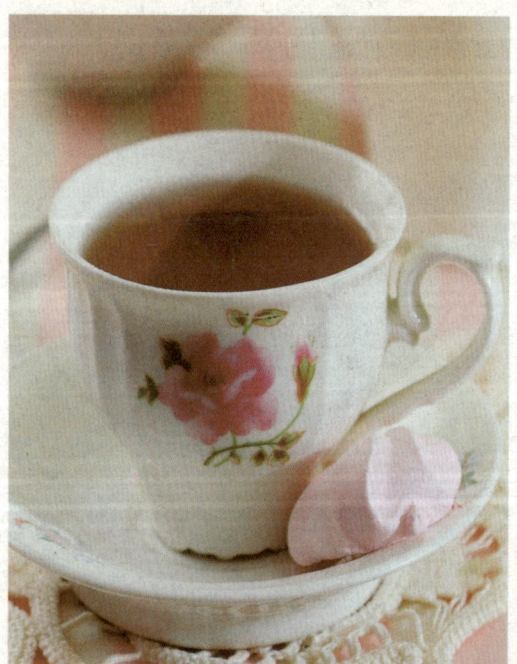

材料　杜仲10克，七叶参6克，山楂6克

做法

①以上材料洗净，置于带盖瓷杯或玻璃杯中，加入500毫升水，以85℃左右开水冲泡，加盖闷泡5分钟左右。

②每日服用3次，上午、下午及晚上各服1次。

温馨提示　杜仲茶是适合便秘者的上好饮品，可减少体内脂肪，缓解便秘。

part 1 | part 2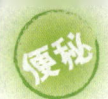

可改善便秘症状的食材、中药材

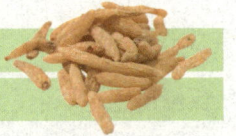

麦冬

| 别　名 | 麦门冬、川麦冬 |
| 保健用量 | 10～15克 |

【性味归经】性微寒，味甘、微苦；归心、肺、胃经　【适合证型】肺热炽盛，大肠燥结

利便原理　麦冬具有滋阴生津、润肺止咳、清心除烦的功效，适用于肠燥便秘的患者。现代药理研究表明，麦冬中的有效成分可调节迷走神经功能，而排便的过程与迷走神经功能失调有关，因此麦冬有通便效果。

选购保存　以表面黄白色或淡黄色、有细纵纹、质柔韧、断面黄白色、半透明、中柱细小、气微香者为佳。置通风干燥处保存，防潮，防蛀。

使用说明　适用于阴虚内热者、更年期女性、产后病后体虚者食用。凡脾胃虚寒泄泻、胃有痰饮湿浊及暴感风寒咳嗽者均忌服麦冬。麦冬恶款冬花、苦瓠，畏苦参、青蘘，故不宜与之同服。

对症食疗

麦冬生地饮

材料　麦冬15克，生地15克，玄参15克

做法
①将以上3种药材一同放入锅内，加适量清水。
②煎服，每日1剂。

温馨提示　此品不适宜体质偏寒、怕冷、泄泻者饮用。

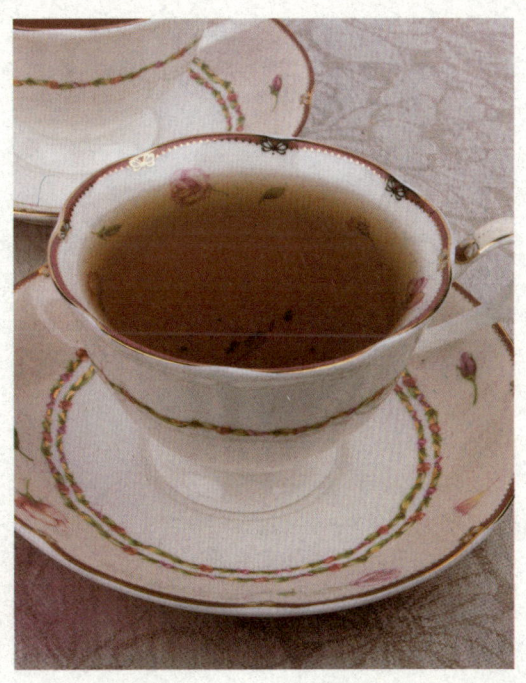

175

便秘中医食养方

天冬

别名	天门冬、大当门根
保健用量	10～15克

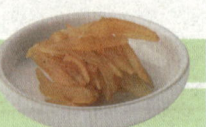

【性味归经】性寒，味甘、苦；归肺、肾经　【适合证型】肺热炽盛，大肠燥结

利便原理　现代医学分析表明，天门冬含有的成分有升高血细胞、增强网状内皮系统吞噬功能和延长抗体存在时间的作用。对女性朋友而言，天门冬不但能解除便秘的烦恼，还可以预防乳房肿瘤的发生。

选购保存　以干透者质坚硬而脆，未干透者质柔软、有黏性、断面蜡质样、黄白色、半透明、中间有不透明白心者为佳。置通风干燥处保存，防潮。

使用说明　适用于咳嗽吐血、肺痿、肺痈者，风寒、腹泻、食少者，内热消渴者，阴虚发热者及肠燥便秘者食用。脾胃虚寒和便溏者慎服。

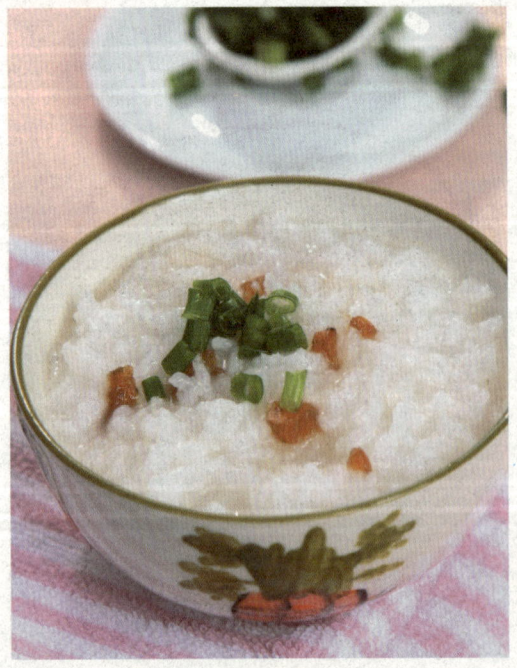

对症食疗

天冬米粥

材料　天冬适量，大米100克

调料　白糖3克，葱5克

做法

①大米泡发洗净；天冬洗净；葱洗净，切花。

②锅置火上，倒入清水，放入大米，以大火煮开。

③加入天冬煮至粥呈浓稠状，撒上葱花，调入白糖拌匀即可。

温馨提示　此品不适宜体质偏寒、怕冷及便溏者服用。

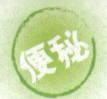

可改善便秘症状的食材、中药材

枳实

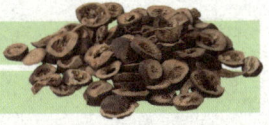

别　　名	川枳实、江枳实
保健用量	3~10克

【性味归经】性寒，味苦；归脾、胃、肝、心经　**【适合证型】**肝气郁结，大肠气滞

利便原理
枳实为破气之药，性沉降而下行，功能理气除痞，适用于大肠气滞、便秘者。现代药理研究表明，枳实的有效成分能缓解乙酰胆碱或氯化钡所致的小肠痉挛，可使胃肠收缩节律增加，故有通便的作用。

选购保存
以外果皮黑绿色或暗棕绿色、具颗粒状突起和皱纹、有明显的花柱残迹或果梗痕、切面中果皮略隆起、黄白色或黄褐色者为佳。置阴凉干燥处保存，防潮，防蛀。

使用说明
适用于胸腹胀满者及痞痛、痰癖、水肿、食积、便秘、胃下垂、子宫下垂、脱肛患者服用。脾胃虚弱者及孕妇慎服。

枳实芍甘汤 （对症食疗）

材料 枳实10克，生白芍30克，生甘草20克

做法
①用清水分别将枳实、生白芍、生甘草略微冲洗；一起放入锅中，加入两碗水，煎煮成大半碗即可。
②每天1剂，分2次服用。

温馨提示 此品特别适用于老年、久病体弱的成人便秘患者。脾胃虚弱者及孕妇慎服。

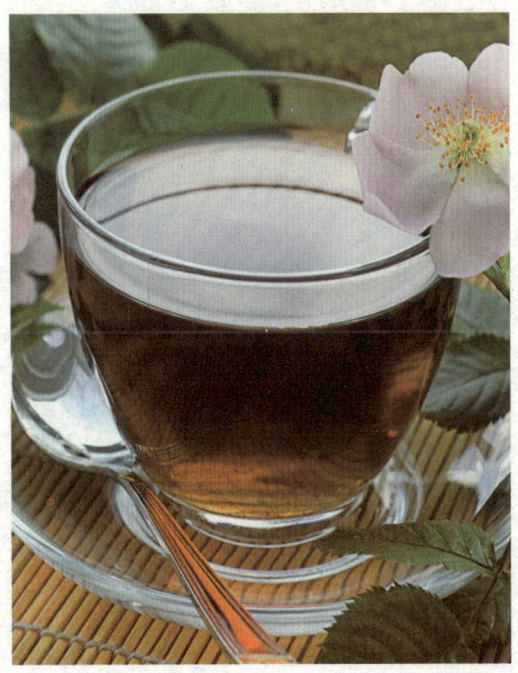

便秘中医食养方

桃仁

别　　名	扁桃仁、大桃仁
保健用量	10~15克

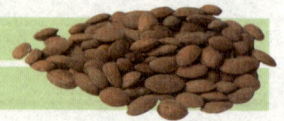

【性味归经】性平，味苦、甘；归心、肝、大肠经　【适合证型】肺阴不足，大肠枯

利便原理　桃仁具有活血祛瘀、润肠通便、止咳平喘的功效，适用于治疗经闭、痛经、癥瘕痞块、跌扑损伤、肠燥便秘等病症。桃仁中含45%的脂肪油，可润滑肠道，利于排便。

选购保存　桃仁成品表面红棕色或黄棕色，有细小颗粒状突起。尖端一侧有一棱线状种脐，基部有合点，种皮薄，子叶肥大，富油质，气微，味微苦。以饱满、种仁白、完整者为佳。置阴凉干燥处保存，防潮，防蛀。

使用说明　一般人群均可使用，尤其适用于高血糖、糖尿病患者。便溏者慎用，孕妇忌服。另外，本品有小毒，不可过量食用。

桃仁猪肺粥　对症食疗

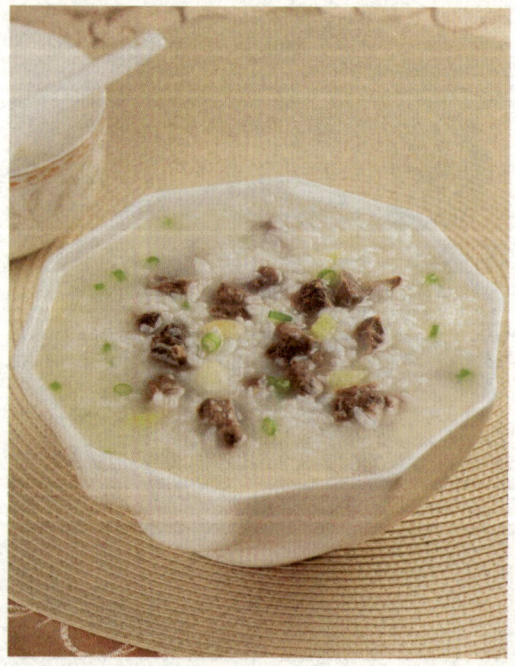

材料　猪肺150克，桃仁15克，大米50克，姜片、葱花各少许

调料　盐适量

做法

①猪肺处理干净，切小块，焯水备用；桃仁洗净，焯水备用。

②大米洗净，入锅加水煮沸，放桃仁，煮至大米熟软，放猪肺、姜片煲至食材熟透。

③放盐调味，撒上少许葱花即可。

温馨提示　孕妇、脾胃虚寒、容易腹痛腹泻者忌食。

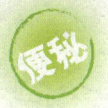

可改善便秘症状的食材、中药材

厚朴

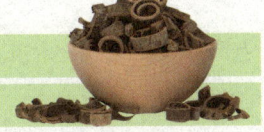

别　　名	厚皮、重皮、赤朴
保健用量	3~10克

【性味归经】性温，味辛、苦；归脾、胃、大肠经　【适合证型】脾胃湿阻，大肠不通

利便原理　厚朴之温可以燥湿，辛可以清痰，苦可以下气。厚朴适用于治疗食积气滞、腹胀便秘等病症。现代药理研究表明，厚朴中的厚朴酚具有防止应激性胃功能障碍的作用，能促进肠胃功能，故能通便。

选购保存　以皮厚、肉细、油性大、断面紫棕色、有小亮星、气味浓厚者为佳。置阴凉干燥处，防潮，防蛀。

使用说明　适用于食积气滞、腹胀、便秘者及寒湿泻痢者、咳嗽咳痰者、反胃呕吐者食用。气虚津亏者及孕妇忌服。另外，厚朴不宜与豆类一起食用，否则容易形成气体充塞肠道，导致腹胀。

厚朴通便茶

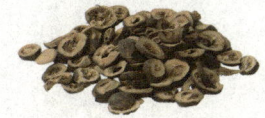

材料　厚朴10克，大黄8克，枳实6克

做法
①先将厚朴、枳实放入锅内，加适量清水煎煮片刻。
②下入大黄，继续煎煮即可。

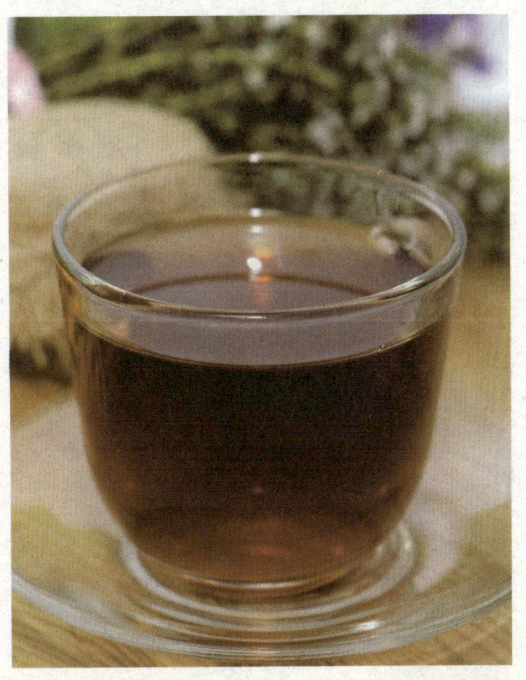

温馨提示　此品不适宜疲乏无力、口干、脾胃虚寒者及孕妇饮用。

便秘中医食养方

知 母

别　　名	连母、水须、穿地龙
保健用量	6～12克

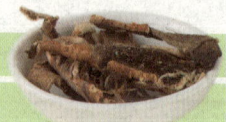

【性味归经】性寒，味苦、甘；归肺、胃、肾经　【适合证型】肺阴不足，大肠津枯

利便原理　现代药理研究表明，知母中所含的烟酸有维持皮肤与神经健康及促进消化道功能的作用，从知母叶中提得的芒果苷有明显的利胆作用。这些都能助消化，促进肠道蠕动，故而能排便。

选购保存　知母肉表面黄白色，有扭曲的沟纹，有的可见叶痕及根痕。以条肥大、质坚硬、断面色黄白者为佳。置通风干燥处保存，防潮。

使用说明　适用于温热病、高热烦渴、咳嗽气喘、燥咳、便秘、骨蒸潮热、虚烦不眠、消渴淋浊患者食用。脾胃虚寒，大便溏泻者禁服。

对症食疗

百合知母茶

材料　知母3克，百合5克，花茶1克

做法
①以上三者一同放入锅中，用300毫升清水煎煮。
②当茶饮用。

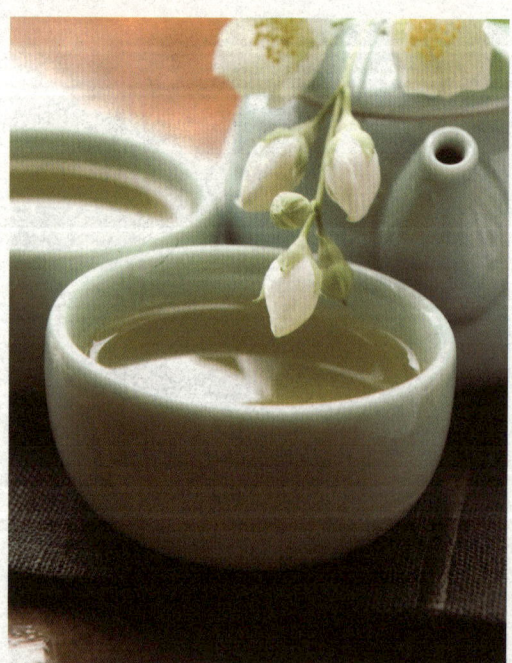

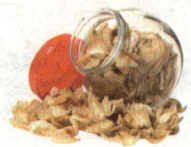

温馨提示　此品不适宜体质偏寒、大便泄泻者服用。

可改善便秘症状的食材、中药材

罗汉果

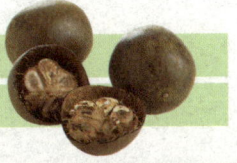

| 别　　名 | 拉汗果、假苦瓜 |
| 保健用量 | 9～15克 |

【性味归经】 性凉，味甘；归肺、大肠经　**【适合证型】** 肺热炽盛，大肠燥结

利便原理　现代药理研究表明，罗汉果的有效成分对乙酰胆碱或氯化钡引起的肠管强直性收缩均有拮抗作用，使肠管松弛而解痉，使肠管恢复自发性活动，促进肠道蠕动，从而通便。

选购保存　购买罗汉果时，以挑选个大形圆、色泽黄褐、摇不响、壳不破、不焦、味甜而不苦者为佳。置干燥处，防霉，防蛀。

使用说明　适用于肺热咳嗽咳痰、肺阴虚干咳咯血者，慢性咽炎、扁桃体炎患者，热病伤津、咽喉干燥、肠燥便秘者及痤疮、痱子、疔疮患者食用。便溏者及脾胃虚寒者慎服。

对症食疗

罗汉果冰糖粥

材料　大米100克，罗汉果15克
调料　冰糖5克，枸杞、青菜末少许
做法
①大米淘洗干净，用清水浸泡；罗汉果洗净后，压碎备用。
②锅置火上，放入大米，加适量清水煮至七成熟。
③放入罗汉果、枸杞煮至粥将成，放入冰糖煮融后调匀，撒上青菜末即可。

温馨提示　此品不适宜体质偏寒者、便溏者食用。

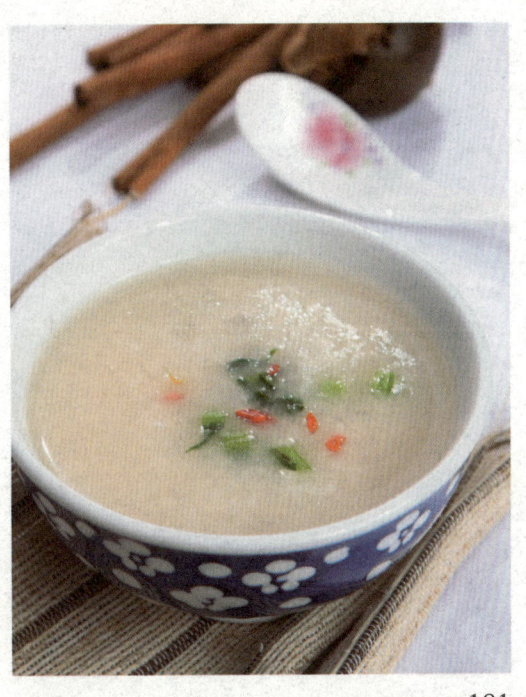

便秘中医食养方

莱菔子

别　　名	萝卜子、菜头子
保健用量	4.5~9克

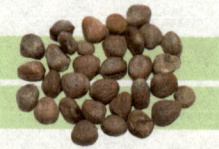

【性味归经】性平，味辛、甘；归肺、脾、胃经　【适合证型】肺气上逆，大肠气滞

利便原理　莱菔子具有消食除胀、降气化痰的功效，主治食积气滞、脘腹胀满、嗳气、下痢后重、咳嗽痰多、喘促胸满等病症。炒莱菔子含有丰富的油脂，油脂有养阴益气、润肠通便之功能。

选购保存　莱菔子成品呈类卵圆形或椭圆形，稍扁，表面黄棕色、红棕色或灰褐色，质地坚硬，种仁黄白色，破碎后有油性。选购时应选择粗大、饱满的成品。置阴凉干燥处保存，防潮，防蛀。

使用说明　适用于饮食停滞、脘腹胀痛、大便秘结、积滞泻痢、痰壅喘咳者。由于本品辛散耗气，故气虚及无食积、痰滞者慎用。不宜与人参同用。

对症食疗

莱菔子陈皮粥

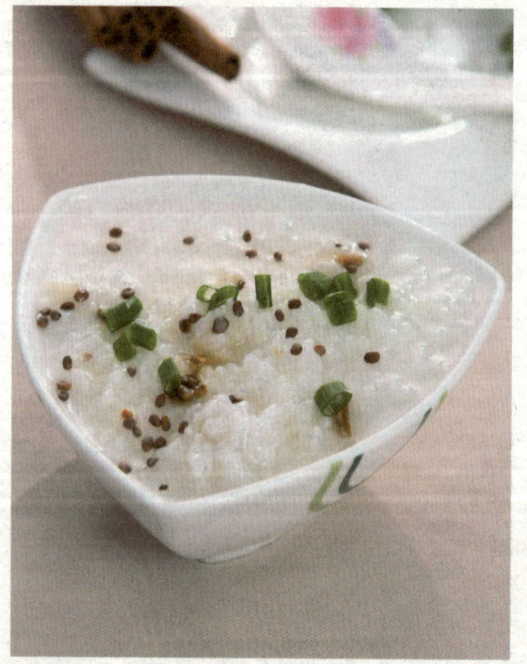

材料　大米100克，莱菔子（炒）5克，陈皮5克

调料　白糖20克，葱花少许

做法

①莱菔子洗净；陈皮洗净，切成小片；大米泡发洗净。

②锅置火上入大米，大火煮至米粒开花。

③放入莱菔子、陈皮，改用小火熬至粥成闻见香味时，放入白糖、葱花调味即可。

温馨提示　此粥味辛辣，体虚无力、无食积者不宜食用。

part 1　part 2　便秘

可改善便秘症状的食材、中药材

紫苏子

| 别　　名 | 苏子、黑苏子 |
| 保健用量 | 3~9克 |

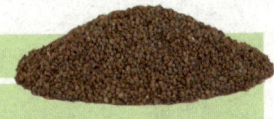

【性味归经】性温，味辛；归肺、脾经　【适合证型】肺气上逆，大肠气滞

利便原理　紫苏子具有降气消痰、平喘、润肠的功效，适于肠燥便秘、风寒感冒、妊娠呕吐、胎动不安等病症。紫苏子含有较多的纤维素，能促进肠道蠕动，润肠力强，故而有通便的效果。

选购保存　选购紫苏子时以粒大饱满、色灰棕、种子油性足者为佳。储存时，应置阴凉干燥处，防潮，防蛀。

使用说明　适用于咳喘痰多者、肠燥便秘者、肠道蛔虫病患者及高血压、高血脂患者。肺虚咳喘、脾虚滑泄者禁服。

对症食疗

苏子麻仁粥

材料　苏子10克，麻子仁10克，粳米100克

调料　姜汁、芝麻、香菜各少许

做法
① 紫苏子、麻子仁捣碎，水煎取汁。
② 粳米洗净，与药汁同煮为粥。
③ 加姜汁调味，撒上芝麻，放上香菜装饰即可。

温馨提示　体质偏寒、肺虚咳喘者慎服。

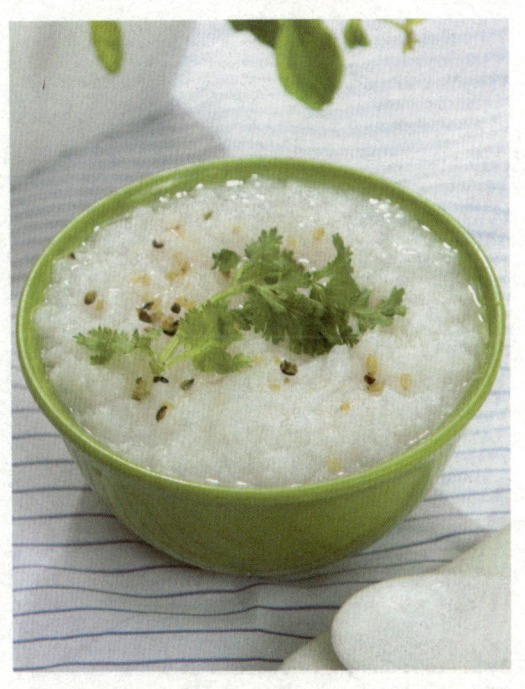

183

便秘中医食养方

肉苁蓉

别　　名	肉松蓉、地精、大芸
保健用量	10~20克

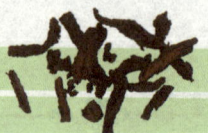

【性味归经】性温，味甘、酸、咸；归肾、大肠经　【适合证型】肾阳虚衰，大肠寒凝

利便原理　肉苁蓉具有补肾阳、润肠通便的功效，适用于肝肾不足引起便秘的患者。现代药理研究表明，肉苁蓉中的有效成分能激活肾上腺，从而释放肾上腺皮质激素，增强机体代谢，促进肠道蠕动，达到通便的效果。

选购保存　选购肉苁蓉时以条粗壮、密生鳞叶、质柔润者为佳。储存时，应置于阴凉干燥处，防止潮湿和虫蛀。

使用说明　适用于性功能衰退的男子，月经不调、不孕、四肢不温、腰膝酸痛的女性，体质虚弱的老年人，高血压患者，便秘者，肾虚阳痿、遗精早泄及腰膝冷痛者。相火偏旺、胃弱便溏、实热便结者禁服。

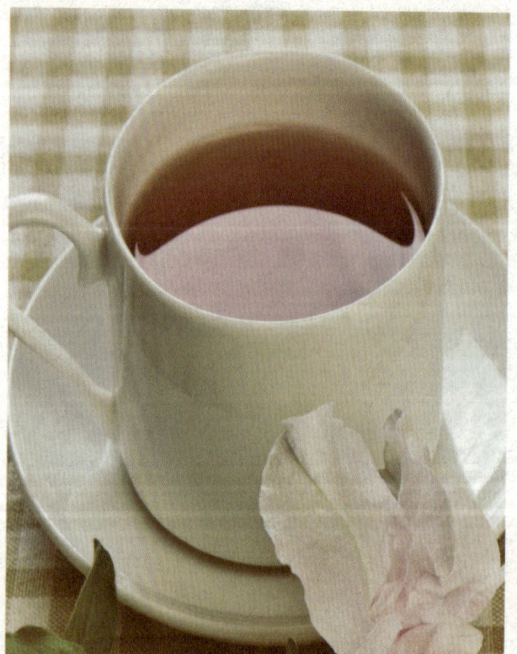

肉苁蓉决明子茶 （对症食疗）

材料　肉苁蓉10克，决明子10克，蜂蜜适量

做法
①将肉苁蓉、决明子放入茶杯中，用开水冲泡。
②加入适量蜂蜜搅拌，代茶饮用。

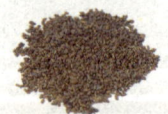

温馨提示　脾胃虚寒者、实热便结者慎服此品。

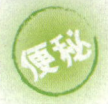

可改善便秘症状的食材、中药材

补骨脂

别　　名	胡韭子、婆固脂、故子
保健用量	6~9克

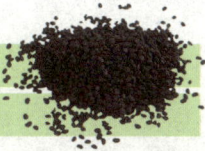

【性味归经】性温，味辛；归肾、心、脾、胃、肺经　【适合证型】肾阳虚衰，大肠寒凝

利便原理　补骨脂能补肾助阳、纳气平喘，适用于肝肾不足引起便秘的患者。现代药理研究表明，补骨脂的有效成分能保护心血管系统，增强循环血量，使肠道营养供给充分，肠道蠕动加快，从而促进排便。

选购保存　补骨脂的成品为表面黑棕色或棕褐色，具微细网纹，有芳香气味，选购此类者为佳。置阴凉干燥处保存，防潮，防蛀。

使用说明　适用于肾虚冷泻、遗尿、滑精、小便频数、阳痿、腰膝冷痛、虚寒喘嗽者。阴虚火旺、内热烦渴、眩晕气虚者慎服。

双肉补骨脂饮

对症食疗

材料　补骨脂、肉苁蓉、肉豆蔻各9克

做法
①以上三味药材一同放入锅内，加适量清水。
②煎服，每日或隔日1剂。

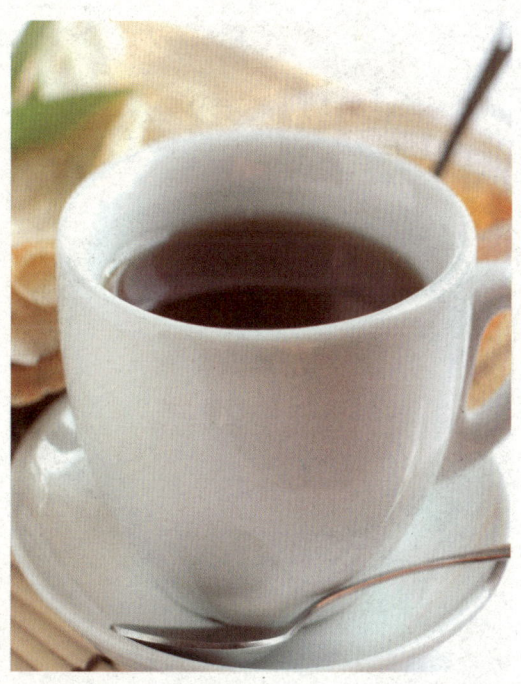

温馨提示　此品内热、烦躁口渴、阴虚火旺、体虚无力等患者忌服。

便秘中医食养方

锁阳

别　名	琐阳、不老药、羊锁不拉
保健用量	4.5~9克

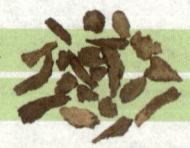

【性味归经】性温，味甘；归脾、肾、大肠经　【适合证型】肾阳虚衰，大肠寒凝

利便原理　锁阳具有补肾润肠的功效，用于阳痿早泄、气弱阴虚、大便燥结等病症。现代药理研究表明，锁阳中含有的有效成分具有润肠通便的作用，但是在高浓度下能引起肠管功能紊乱，会减少大便次数。

选购保存　锁阳的成品为表面红棕色，极皱缩，有显著纵沟及不规则凹陷，质坚实，易折断，断面棕色或黑棕色。选购时以个肥大、色红、坚实、断面粉性、不显筋脉者为佳。置通风干燥处，防蛀。

使用说明　适用于肾虚阳痿、早泄、腰膝软弱无力的中老年人。泄泻及阳易举而精不固者，大便溏薄者，性功能亢进者和阴虚火旺、脾虚泄泻及实热便秘者禁服。

锁阳甜粥

对症食疗

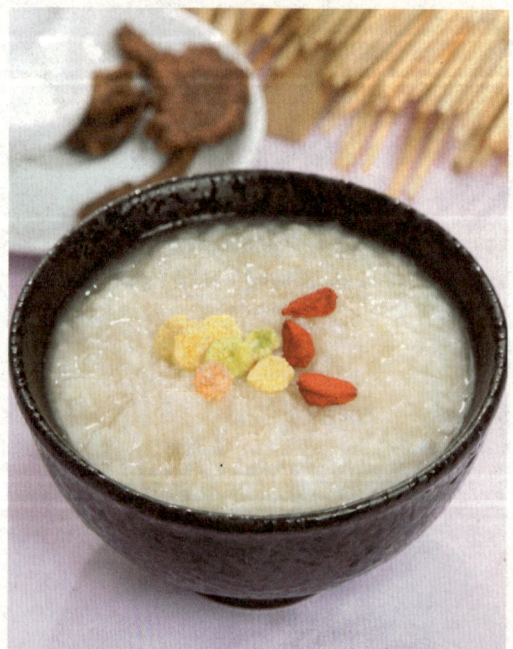

材料　锁阳适量，大米80克，枸杞适量

调料　白糖3克

做法

①大米洗净，置于冷水中浸泡半小时后捞出沥干；锁阳洗净，加水煮，取汁备用。

②锅置火上，加入适量清水，倒入煮好的汁，放入大米，以大火煮至米粒开花。

③放入枸杞，再转小火煮至粥呈浓稠状，调入白糖拌匀即可。

温馨提示　内热烦躁、口渴者及大便溏薄者、脾虚泄泻等患者慎服。

益智仁

别　　名	益智子、摘子
保健用量	3~9克

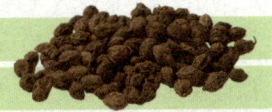

【性味归经】 性温，味辛；归脾、肾经　**【适合证型】** 肾阳不足，大肠寒凝

利便原理
益智仁能排泄体内毒素，加强肠道功能，消除便秘症状。现代药理研究表明，益智仁中的有效成分能强心，增强代谢，使得肠道营养供给充分，蠕动加快，从而促进排便。

选购保存
益智仁以表面灰褐色或灰黄色、质硬、胚乳白色、有特异香气者为佳。置阴凉干燥处保存，防潮防蛀。

使用说明
适用于脾肾虚寒、腹痛腹泻，或肾气虚寒、小便频数、遗尿、遗精患者。阴虚火旺或热证尿频、遗精、多涎者忌用。

益智仁粥　〔对症食疗〕

材料　粳米50克，益智仁5克

调料　盐1克，葱花少许

做法

① 益智仁研成末。
② 糯米淘洗干净，放入砂锅内，加入清水，先用武火煮沸，再用文火熬成稀粥。
③ 调入益智仁末和少量精盐，稍煮片刻，待粥稠则停火，撒上葱花即可。
④ 每日早晚餐温热食用。

> **温馨提示**　内热烦躁、口干口渴等热证患者忌服此品。

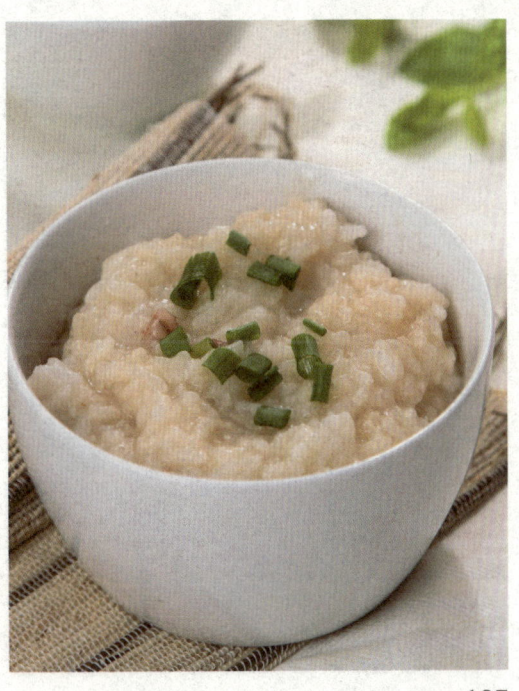

便秘中医食养方

当归

| 别　　名 | 秦归、川当归 |
| 保健用量 | 6～12克 |

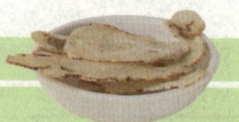

【性味归经】性温，味甘、辛；归肝、心、脾经　【适合证型】肝血不足，大肠失润

利便原理 当归具有补血活血、调经止痛、润燥滑肠的功效，适用于血虚、肠燥便秘等症。另外，药理研究表明，当归中的B族维生素能润滑肠壁，从而达到通便的效果。

选购保存 以主根粗长、油润、外皮颜色为黄棕色、肉质饱满、断面颜色黄白、气味浓郁者为佳。而干枯无油或断面呈绿褐色的，表明已经变质。贮存当归前一定要先将它晾晒好，然后放在阴凉干燥处，防潮、防蛀。

使用说明 适用于腹胀疼痛、月经不调、气血不足者及血虚便秘者、血虚头晕者、产后病后体虚者。慢性腹泻、湿阻中满、大便溏薄者，热盛出血者，脘腹胀满、大便溏泄者，均不宜服用。

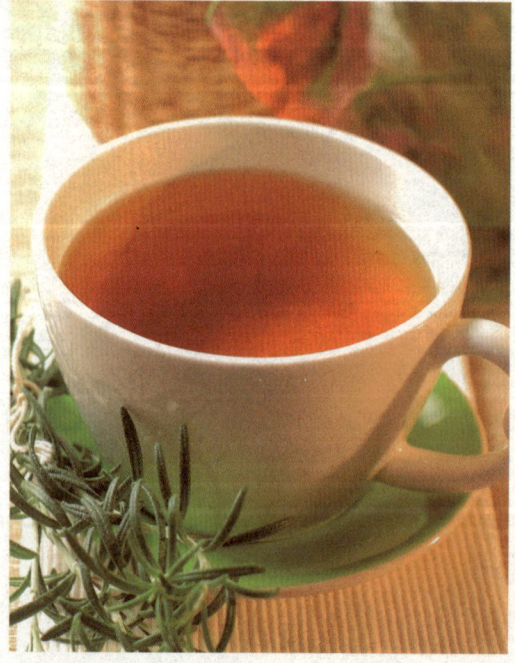

当归枸杞茶 对症食疗

材料 当归6克，枸杞10克，桑葚10克

调料 蜂蜜适量

做法
①枸杞、桑葚、当归分别洗净，稍浸泡。
②将所有材料一起放入砂锅内，加水煮沸。
③煮沸后改用小火煮15分钟，饮时可加蜂蜜调味。

温馨提示 大便溏薄者及烦躁口渴、上火患者不宜饮用此品。

可改善便秘症状的食材、中药材

熟地黄

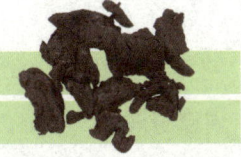

别　　名	熟地、地黄根
保健用量	9~15克

【性味归经】性微温，味甘；归肝、肾经　【适合证型】肝血不足，大肠失润

利便原理　熟地具有滋阴补血、补精益髓的功效，适用于肾气不足的便秘。药理研究表明，熟地中的有效成分与骨髓造血系统密切相关，说明其具有一定的造血、补血功能，能滋养肠壁，促进肠道蠕动，加快排便。

选购保存　选购熟地时以个大、体重、质柔软油润、断面乌黑、味甜者为佳。储存时，应置阴凉干燥处，要注意防潮、防霉。

使用说明　适用于阴虚潮热盗汗者及肝肾阴虚引起的遗精、盗汗、五心烦热、烦躁易怒、腰膝酸软患者。气滞痰多、脘腹胀痛、食少便溏者忌服。

党参熟地茶

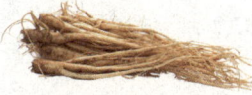

对症食疗

材料　党参10克，熟地黄10克

做法
①党参、熟地分别洗净，用温水稍浸泡。
②将党参、熟地连同浸泡用的温水倒入砂锅中，添适量清水煎煮。
③滤取茶汤即可饮用。

温馨提示　食少便溏者及腹胀、痰多等患者慎服此品。

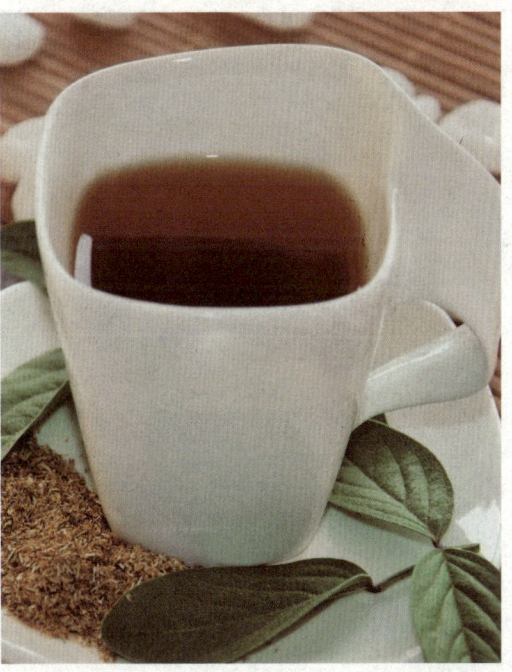

便秘中医食养方

生 地

别　　名	地髓、原生地
保健用量	10～15克

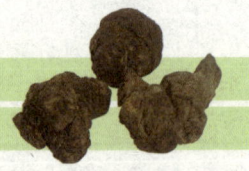

【性味归经】性微寒，味甘、苦；归心、肝、肾经　【适合证型】肾阴亏损，大肠失润

利便原理　生地能清热、养阴，适用于阴虚导致的肠燥便秘。药理研究表明，生地中的有效成分的水提取液具有镇静、抗炎、降压的作用，说明其具有类似迷走神经的作用，而排便与迷走神经作用相关，故生地能通便。

选购保存　选购时，以表面棕黑或棕灰色、极皱缩、具不规则的横曲纹、体重、质较软而韧、不易折断、断面棕黑或乌黑色、有光泽、具黏性、味微甜者为佳。置于通风干燥处保存，防霉，防潮。

使用说明　适用于糖尿病患者、消渴者及月经不调、胎动不安者。脾虚湿滞、便溏者不宜服用。

对症食疗

金针生地鲜藕汤

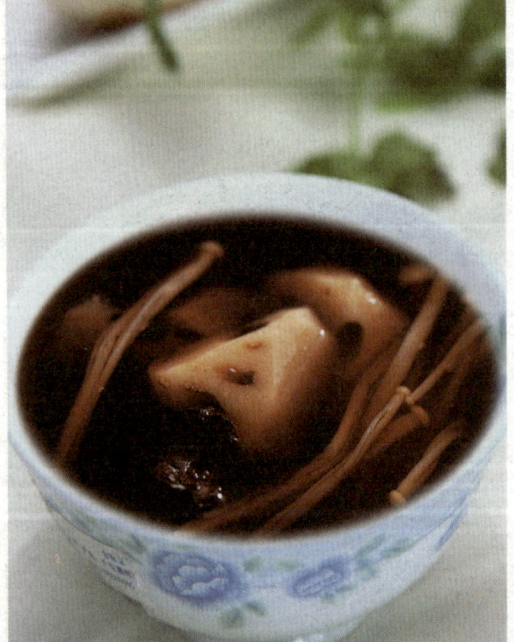

材料　金针菇150克，生地10克，鲜藕200克

调料　盐1小匙

做法
①金针菇洗净；生地洗净备用。
②莲藕削皮，洗净切块，入锅加水，放入生地，大火煮开后转小火续煮20分钟。
③加入金针菇，续煮3分钟，起锅前加盐调味即可。

温馨提示　体质偏寒、怕冷、便溏者不宜食用本品。

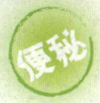

可改善便秘症状的食材、中药材

百合

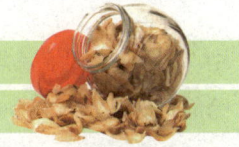

别　　名	白百合、蒜脑薯
保健用量	9~15克

【性味归经】性平，味甘、微苦；归肺、脾、心经　【适合证型】肺阴不足，大肠津枯

利便原理　百合能养阴清热、清心安神、利大小便，适用于热病后余热未清、虚烦、便秘等患者。药理研究表明，百合中的有效成分具有镇静的作用，有类似迷走神经的作用，而迷走神经与排便功能相关。

选购保存　新鲜百合以个大的、颜色白并瓣均、肉质厚、底部凹处泥土少者为佳；干品百合以干燥、无杂质、肉厚和晶莹剔透者为佳。新鲜百合置冰箱储存，干百合置干燥容器内并密封，放冰箱或通风干燥处储存。

使用说明　适用于心烦易怒者、血虚心悸、失眠多梦者、更年期女性，神经衰弱者、阴虚发热、五心潮热、肺结核患者。风寒咳嗽、脾虚便溏者及痰湿中阻、食积腹胀者不宜服用。

对症食疗

百合红豆甜汤

材料　红豆100克，百合12克，赤砂糖适量

做法

① 红豆淘净，放入碗中，浸泡3小时后入锅，加水煮开，转小火煮至呈半开状。

② 将百合剥瓣，修剪花瓣边的老硬部分，洗净，加入锅中续煮5分钟，直至汤变黏稠为止。

③ 加赤砂糖调味，搅拌均匀即可。

温馨提示　体质偏寒、怕冷、便溏者及风寒、咳嗽等患者不宜食用本品。

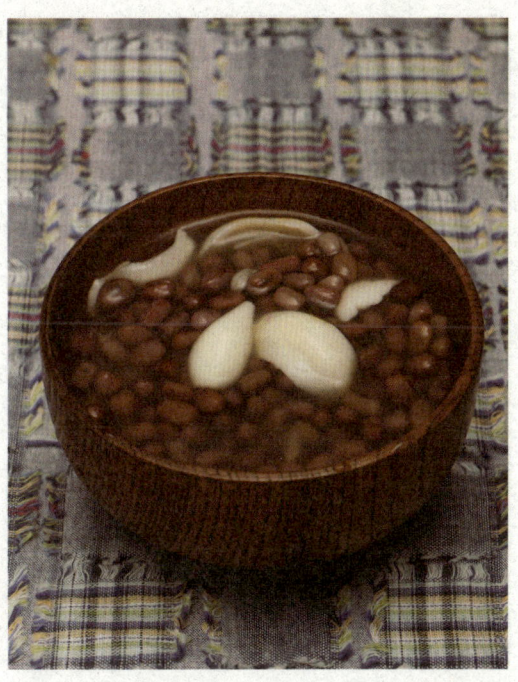

便秘中医食养方

何首乌

别　　名	地精、首乌
保健用量	9~15克

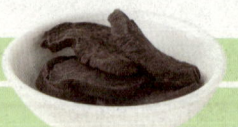

【性味归经】性微温，味苦、甘、涩；归肝、肾经　【适合证型】肝血不足，大肠失润

利便原理　何首乌能养血祛风、润肠通便，适用于血虚、肠燥便秘等病症。药理研究表明，何首乌的润肠通便作用强，其有效成分大黄酚可促进肠管运动，从而缓解便秘。

选购保存　何首乌的选购以身长圆块状、外皮红棕色、质坚粉性足、断面黄棕色、有梅花状纹理者为佳。置阴凉干燥处储存，防潮，防蛀。

使用说明　适用于血虚头晕者，肾虚头发早白、脱发者，头晕耳鸣者，烦热失眠等患者。大便溏薄、脾湿中阻、食积腹胀者不宜服用。在服用首乌类药物时，忌食猪肉、血、无鳞鱼、葱、蒜及萝卜。

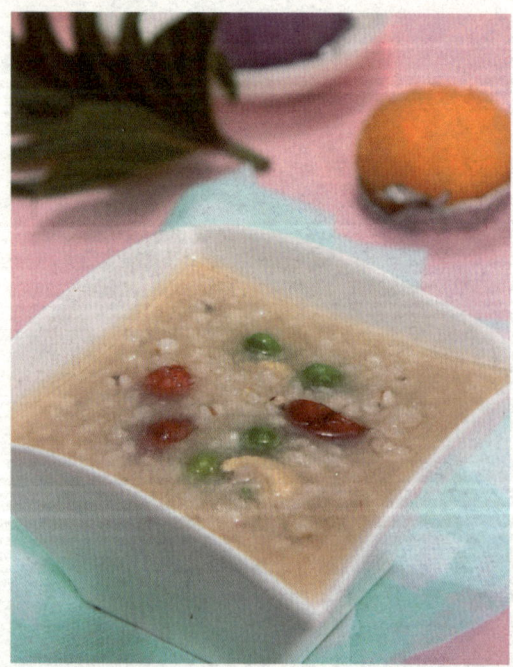

对症食疗

首乌红枣熟地粥

材料　粳米60克，薏米30克，何首乌、熟地黄、腰果、红枣、豌豆各适量

调料　冰糖少许

做法

①粳米、薏米均泡发洗净；红枣洗净，切片；腰果洗净；何首乌、熟地黄均洗净，加水煮好，取汁备用。

②粳米、薏米与药汁同入锅，大火煮开。

③加红枣、腰果、豌豆、冰糖煮至浓稠即可。

温馨提示　大便溏薄者、风寒感冒等患者不宜食用此粥。